妊娠及哺乳期乳腺疾病

主 编 李 杰 马宏民

科学出版社

北 京

内 容 简 介

本书共分6章，以妊娠和哺乳期女性的乳房发育、生理特征和常见疾病诊治为核心，详细阐述了乳房的解剖与生理、女性常见乳房疾病、妊娠及哺乳期乳房管理、哺乳期乳腺疾病诊治、妊娠及哺乳期感染性疾病、妊娠及哺乳期安全用药等内容。内容丰富新颖，重点突出，配以插图，便于读者理解、掌握。适合乳腺科、产科、儿科医护人员阅读参考，同时也给妊娠期和哺乳期妇女、母乳喂养咨询顾问提供了可靠的乳房保健知识和实用的母乳喂养建议，帮助读者在妊娠和哺乳期间学会如何保持乳房健康，从而顺利进行母乳喂养。

图书在版编目（CIP）数据

妊娠及哺乳期乳腺疾病 / 李杰，马宏民主编 .-- 北京：科学出版社，2024. 11. -- ISBN 978-7-03-079946-3

Ⅰ．R655.8

中国国家版本馆 CIP 数据核字第 2024Q319D5 号

责任编辑：程晓红 / 责任校对：张　娟
责任印制：师艳茹 / 封面设计：吴朝洪

科 学 出 版 社 出版

北京东黄城根北街 16 号
邮政编码：100717
http://www.sciencep.com

三河市春园印刷有限公司印刷
科学出版社发行　各地新华书店经销

＊

2024 年 11 月第　一　版　　开本：787×1092　1/16
2024 年 11 月第一次印刷　　印张：9 1/2
字数：164 000

定价：88.00 元

（如有印装质量问题，我社负责调换）

编著者名单

主　编　李　杰　马宏民

副主编　何小倩　吴　玲　姚育芝

编著者　（按姓氏笔画排序）

王辉进　龙天柱　朱晓峰　孙文娜　李　倩

李　铨　扶本洁　吴　玲　何小倩　何秀玲

张　燕　张远萍　林志群　林晓斌　罗家月

姚育芝　梁永君　隋础阳　曾　珊　蔡媛璇

廖永东　滕　元　潘玉鸿

前　言

　　乳房是哺乳动物特征性的器官之一，与动物有所不同，人类的乳房在青春发育期前男女之间差异并不明显，在青春期启动以后，女性的乳房开始逐渐增大并凸起。人类的乳房除了有哺育后代的作用以外，还参与性活动，成为女性第二性征的主要标志，是女性形体美的重要组成部分，承担着独有的心理和社会认同作用。妊娠和哺乳期的乳房是成年女性一生中变化最大的时期，无论是乳房的体积、重量、质地还是功能，与其他时期均有明显不同，母乳喂养成功与否与哺乳妈妈和婴儿的身心健康息息相关。早在隋唐时期，我国著名的医药学家、后世被称为"药王"的孙思邈所著的《备急千金要方》一书上说："夫生民之道，莫不以养小为大。若无于小，卒不成大"。2021年国家卫健委等多部门联合印发的《母乳喂养促进行动计划（2021—2025年）》中提出，到2025年全国6个月内纯母乳喂养率达到50%以上。但调查显示，目前我国6个月内纯母乳喂养率只有29%，放弃母乳喂养的主要原因是急性乳腺炎和乳房疼痛等乳房疾病。

　　妊娠及哺乳期乳腺问题普遍存在，母乳喂养牵涉千家万户，网络上活跃着大量母乳喂养的顾问或专家，社区也有各种各样的机构和个人提供相关服务，这些机构或个人提供的咨询或服务不尽专业，甚至时常见到不少医务人员提供的指导意见也是错误的。我们在门诊经常能见到经过不专业的处理后病情加重的患者。有研究显示，妊娠及哺乳期是女性一生中因为乳房的问题寻求医疗帮助最多的一段时期。我所在的医院一年的分娩量超过30 000人次，乳腺外科门诊常有很多女性因为妊娠及哺乳期的乳房问题前来咨询或就诊。为了更好地为患者提供服务，满足患者的需求，同时也认识到自身系统性知识的不足后，我们在10多年前就组织针对性的业务学习并开展相关的临床研究，最早在国内定期举办妊娠及哺乳期乳房全程管理培训班，率先提出妊娠及哺乳期乳房全程管理理念，指出母乳喂养的管理需要提前到妊娠前，在妊娠前就开始进行乳房的相关检查和咨询，在妊娠期进行母乳喂养知识的宣教，在哺乳期提供母乳喂养的支持和帮助，在回奶期乳房复旧过程中提供保健服务，形成全过程的管理。经过我们的努力，在我院分娩的哺乳妈妈产后6个月内的纯母乳喂养率、母乳喂养率和哺乳期急性乳腺炎发生率，以及乳腺脓肿继续母乳喂养率等明显改善，处于领先水平。

《妊娠及哺乳期乳腺疾病》正是基于这一现状而书写。本书共有6章，内容涵盖了乳房的发育过程及解剖生理，妊娠及哺乳期乳房的生理病理改变，妊娠及哺乳期乳房疾病的诊断和治疗，以及妊娠及哺乳期安全用药的相关知识。书中全面系统地介绍了在妊娠和哺乳期间乳房全程管理的理念，强调乳房疾病在妊娠及哺乳期间诊断和治疗的特殊性，旨在为相关医务人员提供全面的专业指导。希望读者能够深入了解哺乳妈妈的需求及痛苦，提供规范的和正确的指导及帮助。

妊娠及哺乳期并不总是充满着孕乳妈妈和婴儿之间的温馨，也有着痛苦和眼泪的经历，个人的心理挣扎、生活的琐事纠纷、家庭成员的鼓励、社会的支持帮助等持续整个哺育过程。本书适合乳腺科、产科、儿科的医师和护士阅读学习，也可为对母乳喂养感兴趣的社会工作者和广大孕产妇提供借鉴和参考。当然，书中难免存在不足之处，希望大家能提出宝贵意见。

最后，感谢所有参与本书编写和经验分享的专家、护理同仁，你们无私的奉献和支持，使得本书得以顺利出版。

广州医科大学附属妇女儿童医疗中心甲乳外科
广州市医师协会乳腺专业医师分会主任委员
马宏民
2024年8月

目 录

第1章

乳房的解剖与生理

第一节　乳房的发育过程与解剖

一、乳房的发育过程

乳房是由外胚层特殊分化而成的器官，是哺乳动物和人类所特有的。乳房不仅是繁育后代的重要器官之一，也在女性的身体美学和性健康中发挥着关键作用。

人类女性在青春期开始乳房发育，在妊娠末期开始分泌少量乳汁，胎儿出生后乳汁逐渐增多，哺乳结束后乳腺组织逐渐萎缩。乳房发育是女性生理发展的重要组成部分，经历了多个阶段，受到遗传、激素、营养及环境等多种因素的影响。以下是乳房发育过程的描述。

1.胚胎期　乳腺的初步发育始于胚胎期，乳腺芽在胎儿的表皮下形成。尽管这一阶段乳腺尚未成熟，但它为后续的发育奠定了基础。乳腺组织在此阶段受母体激素的影响，特别是雌激素和孕激素。

2.婴儿期　在出生后的几个月内，乳腺组织处于静止状态。由于母乳喂养的刺激，乳腺可能出现轻微肿胀，但通常在几周内会自然消退。

3.青春期　青春期是乳房发育的关键阶段，通常开始于9～13岁，持续至20岁左右。随着卵巢的成熟，体内雌激素水平显著增加，促进乳腺组织的增生和发育。此阶段包括以下3期。

（1）乳腺芽期：乳腺开始形成，乳头和乳晕逐渐隆起。

（2）乳腺分化期：乳腺组织逐渐增厚，形成乳腺小叶和导管，脂肪组织开始积累，使乳房轮廓逐渐显现。

（3）乳腺成熟期：在20岁左右，乳腺组织基本成熟，功能逐渐稳定。

4.成年期 在成年期，乳房的形态和大小受到多种因素的影响，包括妊娠、哺乳、体重变化和激素水平波动。在妊娠和哺乳期间，乳腺组织会发生显著变化，以适应母乳喂养的需求。

5.更年期及之后 随着年龄的增长，尤其是在更年期，女性体内的雌激素水平下降，乳腺组织逐渐被脂肪替代，乳房的形态和大小可能发生变化。这一过程通常伴随着皮肤的松弛和乳腺组织的萎缩。

乳房发育是一个复杂且有多个阶段的过程，受到体内外因素的共同影响。了解乳房的发育过程不仅有助于医学领域对女性生理的研究，还对心理健康和社会文化的探讨具有重要意义。通过深入研究乳房发育的机制，可以更好地理解女性健康及相关疾病的预防和治疗。

二、形状

成年未孕女性的乳房通常呈半球形或悬垂形，紧致且富有弹性。乳房的大小和形态因个体差异较大，但这并不影响乳汁分泌。在妊娠期和哺乳期，激素水平升高导致腺体组织增殖，乳房变大呈球形。哺乳结束后，激素水平下降，腺体和结缔组织减少，乳房萎缩。更年期后，性激素分泌减少，乳腺小叶萎缩，脂肪消退，乳房体积缩小且松弛下垂。

成年女性的乳房位于前胸两侧，基底部从第2肋延伸至第6肋，内侧到达胸骨旁线，外侧到达腋中线。乳房内侧2/3位于胸大肌前，外侧1/3位于前锯肌表面。95%的女性乳房有部分乳腺组织延伸至腋窝，称为spence腋尾。少部分乳腺组织可向上延伸至锁骨下缘，向下延伸至腹直肌前鞘，向内到达胸骨正中线，向外到达背阔肌前缘。乳腺导管可非常接近皮肤，解释了某些母亲乳房皮肤受压会导致乳腺导管损伤的现象。50%的女性左右乳房体积差异约为10%，1/4的女性差异约为20%，通常左乳房较大。

乳头的直径平均为0.8～1.5cm，凸出于乳晕皮肤5～10mm。显微镜下，乳头表面覆盖复层鳞状角质上皮，由大导管和平滑肌支持间质组成，环形肌收缩使乳头凸出，放射状纤维收缩使乳头回缩。乳头表面有输乳管开口。乳晕是乳头周围色素沉着的区域，直径1.5～6.0cm，青春期呈玫瑰红色，妊娠和哺乳期色素加深。乳晕部皮肤有毛发和腺体，包括汗腺和皮脂腺。乳晕皮脂腺，又称蒙哥马利腺，可分泌油脂滋润乳晕皮肤，且能分泌吸引新生儿的特殊气味。

三、大小

女性乳房的大小和体积因人而异，是一个受多种因素影响的复杂现象，包括遗传、激素水平、体重、年龄、生活方式和健康状况。乳房大小不仅影响女性的外观，还与她们的心理健康、社会文化认同和生理功能密切相关。成年未孕女性的乳房重量通常在150～200g，但这一数字可以根据个体差异显著变化。虽然乳房大小对乳汁分泌没有直接影响，但乳房体积的增加通常与乳腺组织的发育有关。以下是关于女性乳房大小的详细讨论。

1.遗传因素　遗传是决定乳房大小的主要因素之一。乳房大小在很大程度上由基因决定，这些基因影响脂肪和乳腺组织的分布。研究表明，乳房大小在家族内具有高度一致性，即母亲的乳房大小往往与女儿的乳房大小相似。然而，基因只是其中一个因素，环境和生活方式也起着重要作用。

2.激素水平　激素对乳房大小的影响是显著的。雌激素和孕激素是主要调节乳房发育的激素。在青春期，雌激素水平增加，刺激乳腺组织和脂肪组织的增长，使乳房逐渐发育。月经周期、妊娠和哺乳期的激素波动也会导致乳房大小的变化。如在月经周期的黄体期，乳房可能会因水分滞留和血液供应增加而略微增大。妊娠期，由于雌激素、孕激素和催乳素的作用，乳房会显著增大，以准备哺乳。

3.体重和身体成分　乳房中的脂肪组织是影响乳房大小的一个重要因素。乳房的脂肪含量因人而异，通常占乳房体积的很大一部分。因此，体重增加或减少会直接影响乳房的大小。体重增加时，乳房脂肪增加，乳房变大；相反，体重减少时，乳房脂肪减少，乳房变小。此外，身体整体脂肪分布也影响乳房大小，一些女性在上半身积累更多脂肪，而另一些女性则在下半身积累更多脂肪。

4.年龄因素　随着年龄的增长，乳房大小和形态会发生变化。青春期后，乳房逐渐发育成熟，达到其最大体积。进入中年后，尤其是更年期，乳房可能会因激素水平的变化而缩小和松弛。更年期后，雌激素水平显著下降，乳腺组织萎缩，脂肪组织减少，使乳房体积变小并且下垂。这些变化是自然的生理过程，但对一些女性来说可能会影响她们的自我形象和心理健康。

5.妊娠和哺乳期的变化　妊娠和哺乳期是乳房变化最显著的时期之一。妊娠期间，由于雌激素、孕激素和催乳素的共同作用，乳房腺体组织增生，乳房体积显著增大，以准备哺乳。哺乳期，乳腺继续充满乳汁，使乳房保持较大体积。哺乳期结束后，乳腺逐渐萎缩，乳房体积可能会恢复到妊娠前水平，但有些女性的乳房可能不会完全恢复原状。

6.生活方式和饮食　生活方式和饮食对乳房大小也有一定影响。健康的饮食和适度的运动有助于维持适当的体重，从而间接影响乳房大小。高热量、高脂肪饮食可能导致体重增加，进而使乳房增大。相反，健康均衡的饮食和规律的运动有助于维持适中的乳房体积。此外，吸烟、过量饮酒等不良生活习惯也可能影响乳房健康和大小。

7.心理和社会文化因素　乳房大小不仅影响女性的外观，还与她们的心理健康和社会文化认同密切相关。在许多文化中，丰满的乳房被视为女性美的象征，影响女性的自信心和社会认同。一些女性可能因为乳房较小而感到自卑，而另一些女性则可能因为乳房过大而感到不便和困扰。这种社会文化压力促使一些女性选择通过整形手术改变乳房大小，如隆胸或缩胸手术。

8.医学和健康方面的因素　乳房大小与一些健康问题相关。过大的乳房可能导致肩颈痛、背痛和皮肤刺激等问题，而过小的乳房可能影响哺乳功能。乳腺密度高的女性（即乳腺组织比例高于脂肪组织）患乳腺癌的风险也较高。因此，乳房健康检查，如乳房自检和定期的乳腺X线检查（乳腺钼靶），对于所有女性都是非常重要的。

9.乳房大小的自然多样性　乳房大小的多样性是女性生理的一部分。没有标准的"理想"乳房大小，每个女性的乳房大小都是独特的，受多种因素共同影响。理解和接受乳房的自然多样性，有助于促进女性的自我认同和心理健康。尊重和欣赏自己的身体，远离不必要的社会压力和文化偏见，是维护女性身心健康的重要一步。

女性乳房大小是一个复杂且多因素决定的现象。理解这些因素及其对乳房大小的影响，有助于女性更好地认识和管理自己的乳房健康。尽管乳房大小的差异在视觉上显著，但每个女性的乳房都是独特的，没有标准的"理想"大小。通过健康的生活方式、定期的健康检查和积极的心理认知，女性可以保持乳房的健康和美丽，并增强自信心和社会认同感。

四、结构

女性乳房是复杂的腺体结构，其组织学结构反映了其在哺乳和生殖功能中的重要角色。乳房主要由乳腺组织、脂肪组织和结缔组织组成，乳腺组织是其最重要的部分，负责乳汁的分泌和储存（图1-1）。

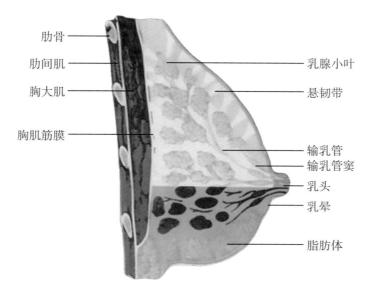

图 1-1　乳腺的解剖结构

肋骨

肋间肌

胸大肌

胸肌筋膜

乳腺小叶

悬韧带

输乳管
输乳管窦
乳头
乳晕

脂肪体

1.乳腺组织　乳腺（mammary gland）是高度特化的汗腺，分布在乳房中，主要由小叶（lobule）和导管（duct）组成。每个乳腺由 15～20 个小叶组成，每个小叶包含许多腺泡（alveoli），腺泡是分泌乳汁的基本单位。腺泡由一层分泌性上皮细胞（epithelial cell）和周围的肌上皮细胞（myoepithelial cell）组成，肌上皮细胞通过收缩将乳汁挤入导管系统。

导管系统分为小导管（ductule）、中导管和大导管，大导管汇集乳汁并最终开口于乳头。导管内衬一层柱状或立方上皮细胞（columnar or cuboidal epithelial cell），基底膜下方有肌上皮细胞，帮助乳汁的推进。

2.脂肪组织　乳房中脂肪组织（adipose tissue）的分布决定了乳房的形态和体积。脂肪细胞（adipocyte）在乳腺小叶之间和乳腺周围积聚，起到填充和保护乳腺的作用。脂肪组织不仅提供机械支持，还通过分泌多种脂肪酸和激素影响乳腺的生理功能。

3.结缔组织　乳房中的结缔组织（connective tissue）包括纤维结缔组织和脂肪结缔组织。纤维结缔组织主要由胶原纤维（collagen fiber）和弹性纤维（elastic fiber）构成，提供结构支撑。库珀韧带（Cooper's ligament）是重要的纤维结缔组织结构，贯穿乳房并将其固定在胸肌上，维持乳房的形态。

4.血液供应和淋巴引流　乳房具有丰富的血液供应，主要由内乳动脉（internal mammary artery）和外乳动脉（lateral thoracic artery）提供，血液通过乳腺的动脉和静脉网络输送氧气和营养。静脉血主要通过内乳静脉和外乳静脉排出。

乳房的淋巴系统（lymphatic system）也十分发达，主要通过腋窝淋巴结（axillary node）和锁骨下淋巴结（supraclavicular node）排出。乳腺内部和周围的淋巴管网可以有效地排出组织液，维持乳房的正常功能。

5.神经支配　乳房的感觉神经来自胸段脊神经（thoracic spinal nerve）的前支，尤其是第4～6肋间神经（intercostal nerve）。这些神经在乳房的皮肤和乳头区域形成丰富的神经网络，提供感觉支配，并在哺乳过程中起到重要的反射作用。

6.乳头和乳晕　乳头（nipple）和乳晕（areola）是乳房的外部特征。乳头由大导管及其平滑肌（smooth muscle）形成的支持间质组成，环形和放射状排列的平滑肌纤维收缩可以使乳头凸出或回缩。乳头表面覆盖复层鳞状角质上皮，并有输乳管开口。

乳晕是乳头周围的色素沉着区域，直径1.5～6cm。青春期乳晕呈玫瑰红色，妊娠和哺乳期色素加深至深褐色或黑色。乳晕皮肤包含毛发、汗腺和皮脂腺，蒙哥马利腺（Montgomery's gland）是特化的皮脂腺，分泌油脂状物质以滋润乳晕皮肤，并产生吸引新生儿的特殊气味。

（姚育芝）

第二节　妊娠期乳房的生理变化

妊娠期间，乳房将经历一系列显著的生理变化，主要表现为乳腺管和乳腺腺泡的增生发育，导致乳房体积增大、重量增加，目的是为将来的哺乳过程做准备（图1-2）。

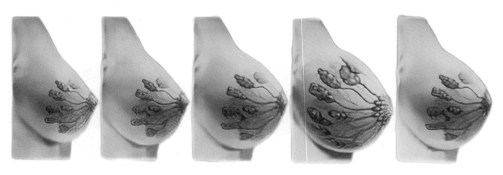

| 妊娠1～3个月 | 妊娠3～8个月 | 妊娠8～9个月 | 分娩后0～4周 | 分娩后4周以上 |

图1-2　妊娠期乳腺改变

1.激素驱动的变化　妊娠早期，体内激素水平发生显著变化，雌激素、孕激素、垂体分泌的催乳素和胎盘分泌的催乳素水平显著升高，且一直持续到妊娠中晚期，共同作用以刺激乳腺组织的发育和乳汁生成。催产素水平在妊娠期间虽然变化不大，但在哺乳期起到促进乳汁排出等重要作用。在这些激素的驱动下，乳房经过一系列生理变化，为将来的乳汁分泌和哺乳过程做好充分准备。

2.乳房体积和重量的增加　由于乳腺导管和腺泡的增生，乳房变得饱满和紧致，乳房体积和重量从妊娠早期开始逐渐增加，妊娠中晚期持续增加。乳房重量通常会增加几百克。这种变化不仅是由于乳腺组织的增多，还包括血液供应的增加和乳腺周围结缔组织的增厚。

3.乳房的敏感性和触痛　许多女性在妊娠早期会感到乳房变得更加敏感和触痛。这种感觉通常是由于乳腺组织的增生和血流量的增加导致的。乳房内的神经末梢受激素影响变得更加敏感，导致轻微的触摸也可能引起不适。这种敏感性通常在妊娠的前几个月最为明显，随着妊娠的进展，可能会有所缓解。

4.乳头和乳晕的变化　妊娠早期，乳头和乳晕开始发生显著变化。由于雌激素的影响，乳头和乳晕的色素沉着增加，颜色变得更深，通常从浅粉色变为深褐色或黑色。

乳头会变得更加凸出和敏感。这是由于平滑肌纤维的增生和排列方式的变化。乳晕上的蒙哥马利腺（Montgomery's gland）也会变得更加明显和活跃，分泌油脂以润滑乳头和乳晕，防止在哺乳过程中出现裂口和感染。

5.血管变化　妊娠期间，乳房内的血管网络逐渐丰富和明显。这是由于激素水平增加，导致血液供应增加，为乳腺组织的增生提供必要的营养和氧气。许多女性可以在乳房皮肤下看到明显的静脉网络，这是血流量增加的结果。血管扩张还会导致乳房感觉到温暖和有时轻微的搏动。

6.结缔组织和支持结构的变化　随着乳腺组织的增生和乳房重量的增加，乳房的结缔组织和支持结构也会发生变化。库珀韧带（Cooper's ligament）在妊娠期间需要承受更大的重量，这些韧带可能会变得更加紧张和坚固，以支持增大的乳房。这种变化有助于保持乳房的形态和位置，防止因重量增加而下垂。

7.乳腺导管系统的发育　雌激素和孕激素的共同作用促进了乳腺导管系统的发育。从妊娠早期到中晚期，乳腺导管的分支逐渐增多，导管内层上皮细胞增殖，管径增大，以准备在哺乳期输送乳汁。导管周围的肌上皮细胞（myoepithelial cell）也会增生，准备在哺乳期通过收缩推动乳汁流向乳头。

8.乳汁生成的准备　尽管在妊娠早期乳汁的实际生成还没有开始，但乳腺已经在为未来的哺乳做准备。催乳素水平的增加刺激乳腺细胞的分化，使其具备分泌乳汁的能力。乳腺细胞开始积累脂肪和蛋白质，这些成分将在哺乳期转化为乳汁。

妊娠期乳房的生理变化是女性身体为母乳喂养所做的全面准备，这些变化是自然和必要的。通过理解和适应这些变化，女性可以更好地面对哺乳期的挑战，确保自身和新生儿的健康。这一过程不仅体现了女性身体的生理适应能力，也反映了母爱的伟大和无私。妊娠期乳房的变化，是女性生命中一个重要而特殊的阶段，为母婴关系奠定了坚实的生理基础。

（姚育芝）

第三节　哺乳期乳房的生理变化

哺乳期是母亲和婴儿建立亲密联系的关键时期，而乳房的生理变化则是确保婴儿获得充足营养的基础。本节旨在详细介绍哺乳期乳房的生理变化，帮助产妇及其家属更好地了解并适应这些变化，以确保哺乳过程的顺利进行。

一、分娩后乳房的生理变化

乳房在妊娠期和哺乳期才能达到功能的成熟，且乳房的发育受多种激素调节。初乳虽于妊娠16周即可出现，但正式分泌多在分娩后3～4d开始。此间乳房明显发胀、发硬，常伴有不同程度的疼痛，一旦哺乳开始，胀痛会消失。乳房的大小、形态个体差异较大，但乳房的大小和形态不影响乳汁分泌。哺乳期间腺泡有分泌和储存乳汁的功能。

产后来自胎盘的催乳素和性激素迅速撤退，在妊娠期，这些激素拮抗催乳素对乳腺导管上皮的作用。伴随胎盘激素的骤然消失，性激素的黄体产物也消失，并在分娩后4～5d达到最低水平，这时下丘脑 - 腺垂体系统的下丘脑释放催乳素抑制因子（PIF）减少。在生长激素、胰岛素和皮质类固醇激素存在的情况下，催乳素使乳腺上皮细胞从泌乳前状态转化为分泌状态。

哺乳期，腺泡及小叶内导管明显增多、密集，腺泡腔扩张增大。小叶间组织明显减少，形成薄层小叶间隔。有些腺泡细胞呈柱状，腺泡腔较小，内无分泌物，为分泌物排出的表现，为分泌前的腺泡。有些腺泡呈扩张状态，充满乳汁。扩张的腺泡上皮是主要分泌乳汁的细胞，腺叶高度增生、肥大，腺泡上皮细胞呈单行排列在基底膜上。这些细胞呈立方形、扁平或柱状，细胞形态不一，细胞核位于基底或顶部，细胞质呈苍白色、颗粒状，细胞质内布满乳汁小体。乳腺为顶浆分泌，上皮顶端脱落形成乳汁。乳管周围的结缔组织极为稀少，内有大量毛细血管。乳腺小叶周围有明显的纤维组织包围。腺泡及乳管普遍扩张，内储乳汁和细胞脱落物。这些不同部位的腺泡具有不同的形态，说明腺泡的分泌活动不是同步进行，而是交替进行，这就是保持乳汁持续不断的原因。

哺乳期，泌乳细胞数目增多，乳腺组织发育完全。哺乳时，新生儿吸吮刺激乳头乳晕的神经末梢，信号传入垂体前叶，催乳素释放，血液中催乳素浓度迅速增加，催乳素通过与腺泡基底膜催乳素受体的结合来调节乳汁生成，并促使乳汁释放入乳腺导管。有研究表明，腺泡基底膜催乳素受体受吸吮刺激的强度、持续时间与频率的影响。同时，新生儿吸吮对乳晕刺激的信号传到下丘脑，触发垂体后叶释放催产素。催产素与腺泡肌上皮细胞中的受体相互作用，引起乳腺组织中腺泡和细小导管周围的肌上皮细胞收缩，乳汁被挤入导管流向乳头。若乳汁在乳房积聚，乳房内压增加，可致乳腺上皮细胞合成乳汁生成抑制素（FIL），通过下调细胞表面催乳素受体来阻断乳汁分泌过程。

乳腺小叶的发育因人而异，即使同一个人的乳腺不同部位发育也不一致。乳腺小叶的发育良好与否决定着乳腺分泌乳汁的多少。一般认为妊娠后可使此种发育较差的乳腺小叶得到继续发育，而发育不良的数目大为减少。哺乳后期乳腺的改变各有差异，如分娩后未能哺乳，乳腺腺泡可在数日内迅速退化；如进行哺乳，则乳汁继续分泌，其期限各有不同，但一般在9～10个月时，乳汁分泌量开始减少，趋同于退化，断乳后不久分泌物完全停止，但临床上断乳后乳汁持续几个月仍有泌乳者（病理性泌乳症除外）不乏其例。

二、断乳期乳房的生理变化

规则的哺乳可持续数月或数年，但停止哺乳后数日内，乳腺即进入复原期，其组织形态学改变特点为：①腺泡变空、萎缩，腺泡上皮崩解，细胞内的分泌颗粒消失，腺泡壁及基底膜破裂，彼此融合成较大的且不规则的腺腔；②末端乳管萎缩变窄小，崩解的上皮细胞分散于其附近；③乳腺小叶内及其周围出现淋巴细胞浸润，亦可见到游走细胞；④淋巴管及淋巴结内可见含有脂肪滴的游走吞噬细胞；⑤腺泡退化，乳腺导管分支减少、退缩导致乳房体积变小；⑥临床上可见少数妇女历时数月偶可出现腺泡和导管退化不全，仍有持续双乳乳汁分泌。

妊娠和哺乳可促使乳腺囊性增生的消退和好转，但可使乳腺良性、恶性肿瘤生长加速。若乳汁残余，易并发感染。若乳腺复旧不全或不规则，可出现哺乳期乳腺增生结节或导管扩张等病变，所以临床医师要加强妊娠哺乳期、断乳期乳房疾病的预防和乳房保健工作。

（曾　珊）

第四节　泌乳分期及相关机制

一、泌乳分期

乳腺是一个内分泌靶器官，是唯一能合成乳汁的器官，在激素和刺激因子的相互作用下经历一系列的成长、分化、泌乳过程。乳腺的生长发育、功能分化和衰退都是随时间呈现动态变化的。泌乳是完成女性生殖周期生理功能的重要一环。泌乳分为泌乳Ⅰ期、泌乳Ⅱ期、泌乳Ⅲ期和复旧期，从妊娠中期到泌乳完全终止。

1.泌乳Ⅰ期　即乳腺分化期，是泌乳的开始，是乳腺上皮细胞分化为泌乳细胞的过程，乳腺会出现一些急剧变化以便为泌乳做好准备，是乳房发育中最关键的阶段。通常在妊娠16～20周，催乳素水平逐渐升高，刺激乳腺腺泡上皮细胞分化成为泌乳细胞，此时乳腺仅分泌含丰富免疫球蛋白的初乳，但是高浓度的孕酮会抑制乳汁分泌，所以初乳的量很少。

因此，初乳在妊娠中期就开始于母体内制造，量少但富含抗体，提供初生婴儿前几天最需要的保护。除了提供保护力，初乳也有轻泄作用，能够帮助初生婴儿排出胎便，降低黄疸，对刚出生的宝宝非常重要。

大部分孕妇在妊娠期乳房都会增大，甚至有些孕妇分娩前已经有泌乳的现象，有的孕妇会发现乳头上有像皮屑样的奶垢，或是碰到乳房时就有奶水流出，也有孕妇发现内衣上有少许分泌物，这些都是正常的现象，通常不需要特别处理，保持乳头的干燥清洁即可。如果内衣太紧造成压迫或闷热，建议孕妇选择合身舒适的内衣，同时可以选购比原先尺寸大两个罩杯的胸罩，避免压迫逐渐胀大的乳房。当乳房感到肿胀，不建议按摩乳房，以免过于用力导致乳房受伤。如果有产前挤奶的需求，或是因为妊娠期胀奶造成不适，应请医师或泌乳顾问协助评估。

2. **泌乳 Ⅱ 期**　即乳腺活化期，是指分娩后由于胎盘娩出、孕酮水平急剧下降而触发的大量泌乳、乳量骤增的时期，通常发生在产妇分娩后的48～72h。这个阶段，原本的乳腺上皮细胞在经历过泌乳Ⅰ期后，已经分化为泌乳细胞，具备了合成母乳成分的能力。由于孕酮水平急剧下降解除了对催乳素的抑制作用，催乳素水平迅速增加使得乳腺分泌激活，最终导致乳汁大量分泌。

泌乳 Ⅱ 期的触发虽与内分泌密切相关，但婴儿吸吮和乳汁移出对乳汁分泌的影响也不容忽视。临床观察发现，如果婴儿在出生后即刻开始母乳喂养，并且能频繁有效地吸吮母亲乳房，能够缩短泌乳 Ⅱ 期的持续时间，也能减缓母亲产后生理性乳房胀痛。这个阶段，乳汁的分泌量会有明显的变化，许多妈妈会感受到乳胀，也就是常说的"下奶"。尽管有些妈妈可能没有胀奶的感觉，但这并不代表没有"下奶"，乳汁的分泌依然在进行。泌乳 Ⅱ 期是乳汁分泌的关键期，标志着乳汁从少量分泌转变为大量分泌，以满足新生儿日益增长的营养需求。

相较于泌乳 Ⅰ 期，这个阶段乳汁会开始变多，有些产妇的乳房会变得突然肿胀，像"石头"一样，这是泌乳初期的正常变化，有人称这种现象为"石头奶"，如何预防"石头奶"，最重要的是产后尽快练习如何哺乳或挤奶，在乳房胀起来前尽量让奶水通畅。在哺乳、挤奶的空当多冷敷乳房，冷毛巾或冷敷垫敷在乳房上是很好的消肿方法。生的卷心菜（俗称包菜）内含酵素，在乳房肿胀时敷上也有消肿的效果。

还有一些产妇存在泌乳启动延迟的现象，影响因素有：①临产时摄入过多液体；②剖宫产，第二产程延长的应激性引导分娩；③母亲健康状况：1型糖尿病、缩乳手术史、乳腺发育不全、多囊卵巢综合征、甲状腺功能障碍；④席汉氏综合征：由于严重的产后大出血引起垂体缺血；⑤初产妇乳汁生成延迟的风险增加；⑥胎盘残留。

3. **泌乳 Ⅲ 期**　即泌乳维持期，是指从乳汁持续分泌直到婴儿完全离乳后的停止分泌。这期间，泌乳量都是由供需机制所调控，称为腺体自我调控，意思是移出多少乳汁，乳腺就会分泌相应的乳汁量，逐渐建成供需平衡的状态。同时这个阶段有2种对泌乳状态有关键作用的激素，分别为催乳素与催产素，催乳素决定泌乳量，催产素决定奶水能否顺畅地流出。产后如果没有挤奶或者哺乳，乳房约在第14天停止泌乳。催乳素和催产素无法用食物补充，频繁哺乳或挤奶才能有助于增加泌乳量。

婴儿出生9d后母亲产生的乳汁被界定为成熟乳汁，由局部调控维持整个乳汁的生成和供给。

乳汁合成受到如下两种机制调控。

（1）乳汁生成抑制素（feedback inhibitor of lactation，FIL）：由泌乳细胞合成小型活性乳清蛋白，并在乳腺腺泡中积存。

乳汁生成抑制素的作用主要是根据乳房肿胀程度局部减缓乳汁的合成。当乳房中乳汁积存时，乳汁中大量的乳汁生成抑制素就会抑制乳汁的合成；当乳汁从乳房中移出，乳汁生成抑制的含量减少，乳汁制造的速度变快。从理论上来说，乳汁移出的越频繁、量越多，乳汁的合成也就越多。

（2）催乳素受体理论：另一个局部调控乳汁分泌速度的机制是由催乳素受体介导的，催乳素受体位于乳腺腺泡基底膜上，与催乳素相结合。当乳腺中乳汁积存，泌乳细胞受到挤压变形，催乳素就不能与其受体结合，这样就形成了乳汁生成的抑制效应。

4.复旧期　指分泌乳汁的乳腺上皮细胞因为离乳而变得多余后凋亡，然后被脂肪细胞取代的过程。

二、泌乳机制

泌乳机制是一个复杂的生理过程，涉及激素调节、神经反射和乳腺组织的协同工作。

1.激素调节　妊娠时，血中雌激素浓度增高加上脑垂体激素的协同作用，乳腺的发育更加显著。分娩后，脑垂体前叶分泌的生乳素、促肾上腺皮质素、生长素等作用于已发育的乳腺，从而引起乳汁分泌。

（1）催乳素：由脑垂体前叶分泌，是促进乳汁合成和分泌的主要激素之一。当婴儿吸吮乳头时，乳头和乳晕区的神经受到刺激，将信号传递到脑垂体，促使脑垂体前叶分泌催乳素，刺激乳房内的腺体细胞分泌乳汁。

（2）催产素：由脑垂体后叶分泌，当婴儿吸吮乳头时，催产素被释放，作用于乳腺泡腔及乳腺导管外包绕的肌上皮细胞，引起收缩，挤压其中的乳汁，使其流经逐级增粗的导管，最后从乳头表面的细孔喷出乳汁，形成喷乳反射。

2.神经反射

（1）立乳反射：乳头含有纵向和环形肌纤维，当乳头受到刺激时，肌纤维发生收缩，使乳头变硬立起，便于婴儿含接。

（2）泌乳反射：泌乳反射在胎儿娩出后开始形成，婴儿吸吮乳头可以刺激乳头的神经末梢，使得信号传递到脑垂体后叶，进一步刺激催乳素的分泌，增加乳汁的产生。

（3）喷乳反射：婴儿吸吮乳头时，同样刺激大脑，导致脑垂体后叶释放催产素，引起乳腺泡和导管周围的平滑肌收缩，将乳汁推向乳头，便于婴儿吸吮。

3.乳汁的生成和排出 乳腺组织的分泌细胞以血液中各种营养物质为原料，在细胞中生成乳汁后，分泌到腺泡腔中的过程，叫作乳汁的分泌；腺泡腔中的乳汁，通过乳腺组织的管道系统，逐级汇集起来，最后经乳腺导管和乳头管流向体外，这一过程叫作排乳。泌乳过程可能受到多种因素的影响，包括产妇的营养状况、乳腺健康状况、心理状态、环境因素等。例如，产妇的焦虑情绪、环境的安全性和隐私性、文化背景等都可能对泌乳产生影响。

这些因素共同作用，确保了乳汁的顺利分泌和排出，为新生儿提供了必需的营养和免疫保护。泌乳是一个动态的生理过程，需要母亲和婴儿之间的协调，以及适当的支持和护理，以确保乳汁的充足供应和婴儿的健康生长。

（曾　珊）

第五节　乳汁的成分及功能

乳汁是由乳腺分泌出的白色或略带黄色的液体，含有不同比例的蛋白质、脂类、糖类、微生物和无机盐等营养成分，这些成分具有以下功能。

1.蛋白质与核苷酸 母乳中的核苷酸与蛋白质存在相互依存的关系，含量和比例也相互影响，共同为婴儿提供必需、全面的营养成分，支持其生长发育和免疫系统的建立。

核苷酸在母乳中含量丰富，对婴儿发育有重要作用。一方面可促进婴儿肠道的成熟和发育，增强肠道屏障功能，减少感染和过敏的风险；另一方面可促进婴儿免疫系统的发育，增强免疫细胞的功能，提高对感染的抵抗力；此外，还能促进大脑发育，有助于神经系统的成熟。人乳中核苷和核苷酸的含量均高于牛乳，因此在婴儿配方奶粉中需添加一定量的核苷酸才能达到与母乳相近的品质。

母乳蛋白质主要由酪蛋白和乳清蛋白组成。酪蛋白可提供氨基酸和无机磷。乳清蛋白约占总蛋白的2/3，主要成分有α乳清蛋白、乳铁蛋白、溶菌酶等。母乳中蛋白质含量和质量的变化精准地匹配着婴儿的需求，不仅能够为婴儿提供合成自身蛋白质所需的氨基酸，还能帮助婴儿抵御致病菌的入侵、促进肠道有益菌群的生长、建立肠道免疫环境和促进肠道成熟。其中，乳铁蛋白具有抗菌、抗病毒和抗真菌的特性，并能减少炎症反应。此外还有分泌型免疫球蛋白等抗体在乳腺中合成和储存，可随乳汁输送至婴儿体内，抗体种类和浓度随着哺乳期的延长而变化，以适应婴儿在不同生长阶段的特定需求，为婴儿的消化道提供了重要的被动免疫保护，增强婴儿的免疫力，降低感染风险。成熟母乳蛋白质氨基酸构成模式被认为最适合婴儿的需要。过多的蛋白质摄入量可能导致早期生长过快、体重增加，增加成年期的肥胖风险。

2.脂类　　母乳中的脂类对婴儿的生长发育同样起到了重要作用。如甘油三酯（TAG）是母乳中含量最高的脂质，与婴幼儿消化吸收和代谢有密切关系；卵磷脂是婴儿生长发育和认知行为的必需营养素；亚油酸和亚麻酸是必需脂肪酸，如果缺乏会影响视觉和神经发育；胆固醇对后天婴幼儿心血管疾病发展起到保护作用；神经节苷脂是大脑皮质重要的组成物质，是大脑发育不可或缺的生物活性成分。

3.糖类　　母乳中的糖类主要是乳糖，是出生后6个月内婴儿热量的主要来源。乳糖除了为婴儿提供热量，还在乳汁产生期间起到调节渗透压的作用。由于乳糖在上消化道不溶解或仅有很少部分被水解，大部分进入下消化道被微生物作用转化为乳酸，使肠道pH降低，一方面增加钙的溶解度，从而增加钙等二价矿物质的吸收，另一方面保护肠道防止致病菌感染。乳寡糖可抵抗胰酶的作用进入大肠，在那里作为细菌的代谢底物发挥作用。乳寡糖及其水解产物作为细菌的诱饵在预防胃肠道感染中对婴儿发挥重要的保护作用。

此外还有糖复合物如糖蛋白。由于母乳中糖蛋白不易在胃中消化，能够到达肠道发挥免疫活性和抗病作用，包括抑制细菌生长和杀菌作用、阻碍病毒渗透和吸收等。母乳喂养的抗病作用至少可部分归因于母乳中含有的糖蛋白，包括分泌型IgA、酪蛋白、乳铁蛋白和来自乳脂肪球膜的蛋白质。

4.微生物　　母乳是影响婴儿肠道发育和免疫系统成熟的关键因素，其中微生物在促进有益菌定植和（或）抑制有害菌的生长、改善肠道健康、调节免疫系统等方面起到了至关重要的作用。母乳微生物是婴儿肠道菌群的重要来源，与婴儿肠道菌群的建立密不可分。母乳中所含的大量微生物主要为葡萄球菌属、链球菌属、乳杆菌属、双歧杆菌属。母乳中亦含有益生菌，这些益生菌能在婴儿肠道内产生多种益生素（如有机酸和有效抗菌物质等），不仅可以促进有益菌的定植，还可以抑制有害菌的生长和定植，使肠道内环境得到改善。此外，母乳中的微生物会增加黏蛋白的分泌，降低肠黏膜的通透性。这些都有助于在婴儿肠道创造一个特定的健康的微生物群。

母乳微生物在婴儿肠道中代谢活跃，会产生较多的有益代谢物，如丁酸。丁酸是结肠上皮细胞最好的氧化底物,可以直接为肠上皮细胞提供能量,是肠上皮细胞的快速能量源,占结肠细胞氧耗量的80%,且极易从肠腔内吸收。有益菌及其代谢物可改善婴儿的肠道代谢。

母乳中还存在多种能够产生乳酸的菌群,在厌氧环境下乳糖发酵产生乳酸,而母乳中的韦荣球菌属及丙酸杆菌能够分解乳酸并产生乙酸盐和丙酸盐,从而可在婴儿肠道内建立平衡的营养链,在预防肠道疾病如溃疡性结肠炎中发挥重要作用。

母乳微生物还参与调节婴儿免疫系统。肠道定植菌群对免疫系统具有调节作用,而母乳微生物作为肠道菌群的重要来源,在免疫调节方面的作用也备受关注。Pérez-Cano FJ等的研究发现,从母乳中分离出的2种乳酸杆菌(发酵乳杆菌CECT5716和唾液乳杆菌CECT5713)能够活化自然杀伤细胞、CD4$^+$T细胞和CD8$^+$T细胞,诱导一些细胞因子和趋化因子的产生,从而在免疫反应均发挥作用。

5. 矿物质 母乳中含有多种矿物质,如钙、磷、铁、锌、镁、钠、钾、碘、硒等,满足婴儿在不同生长阶段的营养需求,对婴儿的生长发育至关重要。

母乳中所有的营养成分并非一成不变,而是随着婴儿的成长呈现动态变化,时刻符合婴儿不同阶段的生长发育需求。

(孙文娜 何小倩)

参考文献

[1] 陈芳,刘志勇,王立明.女性乳房解剖结构与乳腺疾病的影像学诊断.中华放射学杂志,2017,51(7):498-502.

[2] 董守义,耿翠芝.乳腺疾病诊治.3版.北京:人民卫生出版社,2017.

[3] 林艺淇,张谈文.长春地区哺乳期妇女产后42天乳汁营养成分分析.中国妇幼保健,2016(17):3451-3452.

[4] 邵志敏,沈镇庙,徐兵河.乳腺肿瘤学.2版.上海:复旦大学出版社,2018.

[5] 苏宜香,王瑛瑶,张喆庆,等.母乳脂类成分研究和婴儿食品脂类含量与范围专家意见.营养学报,2021(4):319-321,328-341.

[6] 孙芸,韩艳宾,蒋海燕,等.母乳成分分析.中国妇幼保健,2018(11):2638-2640.

[7] 王杰,许丽丽,任一国,等.中国城乡母乳不同泌乳阶段母乳蛋白质组分的研究.营养学报,2021(4):322-327.

[8] 王小林,李俊峰,张伟.女性乳房的解剖结构及其临床意义.中国临床解剖学杂志,2015,33(4):451-455.

［9］杨晨璐，石羽杰，刘彪，等．核苷酸与婴幼儿健康．卫生研究，2019（6）：1017-1019，1040.

［10］张玉华，李晓宁，王鹏飞．女性乳房组织学结构及其在疾病诊断中的应用．中华病理学杂志，2019，48（3）：231-236.

［11］周叶，陈慧娟，赵建新，等．母乳微生物及其对婴幼儿健康影响的研究进展．中国微生态学杂志，2024（2）：218-224，229.

［12］Dixon JM，Ravis SM．The Breast：Comprehensive management of benign and malignant diseases．Textbook of Surgery，2019，40（3）：879-893．doi：10.1016/B978-0-12-814018-3.00066-0.

［13］Geddes DT，Perrella S．The physiology of human lactation：mechanisms and implications for breastfeeding．Annual Review of Nutrition，2023，43：1-21．doi：10.1146/annurev-nutr-040121-051257.

［14］Gholami A，Gasemi N，Mazaheri M．Morphological changes in mammary gland during pregnancy and lactation．Journal of Maternal-Fetal & Neonatal Medicine，2019，32（7）：1155-1160．doi：10.1080/14767058.2017.1401608.

［15］Hassiotou F，Geddes DT．Anatomy and physiology of human lactation．Clinical Anatomy，2019，32（1）：29-41．doi：10.1002/ca.23289.

［16］Kent JC，Hartmann PE．Changes in breast anatomy and physiology during pregnancy and lactation．Obstetrics and Gynecology Clinics of North America，2023，50（1）：65-78．doi：10.1016/j.ogc.2022.11.001.

［17］Mansfield CM，Harter J．The female breast：anatomy and function．The Breast Journal，2018，24（4）：332-339．doi：10.1111/tbj.12995.

［18］Moccia S，Conti V，Stranieri G．Breast anatomy and histology：a comprehensive review．Breast Cancer Research and Treatment，2016，160（1）：11-21．doi：10.1007/s10549-016-3951-7.

［19］Moffat DF．Anatomy and histology of the human breast．Clinical Anatomy，2015，28（4）：441-455．doi：10.1002/ca.22500.

［20］Neville MC，Morton J，Umemura S．Lactation physiology：the transition from pregnancy to lactation．Journal of Human Lactation，2020，36（1）：50-63．doi：10.1177/0890334419856482.

［21］Nommsen-Rivers LA，Dewey KG．Lactation and infant growth：a review of recent research．Pediatric Research，2022，91（1）：15-27.

［22］Ohtake T，Abe M．Breast tissue changes during pregnancy：a comprehensive review．breast cancer research and treatment，2020，183（3）：487-497．doi：10.1007/s10549-019-05477-6.

［23］Prentice P，Ong KK. Breastfeeding and maternal and infant health outcomes. Journal of Clinical Endocrinology and Metabolism，2020，105（7）：205-218. doi：10.1210/clinem/dgz024.

［24］Rieth EF，Tandler J. Histological changes in the mammary gland during pregnancy and lactation. Anatomical Record，2021，304（2）：210-220. doi：10.1002/ar.24525.

［25］Wambach KA，Spencer B. Breastfeeding and human lactation：current research and future directions. Journal of Perinatal & Neonatal Nursing，2021，35（4）：323-331. doi：10.1097/JPN.0000000000000605.

［26］Wisselink W，Robinson P，Heller R. Breast anatomy：implications for diagnosis and treatment. American Journal of Roentgenology，2017，209（3）：648-655. doi：10.2214/AJR.16.17072.

第2章
女性常见的乳房疾病

第一节 乳腺增生

一、定义

乳腺增生（hyperplasia of the mammary gland，HMG）是一种非炎性、非肿瘤性病变，是由于乳腺实质和间质不同程度的增生和退化不足所致的乳腺结构紊乱，可见于乳腺增生症、乳腺良性上皮增生性病变、乳腺导管内增生性病变和小叶增生性病变等。

乳腺增生症是临床上最常见的乳腺增生性病变，表现为腺体的过度增生或复旧不全。良性上皮增生性病变指起源于乳腺上皮成分及相关结构的一组形态不同、名称各异的病变，包括乳腺病、硬化性病变、乳腺囊肿、纤维腺瘤、泌乳腺瘤等。其中乳腺囊肿最多见为单纯性乳腺囊肿，主要是由于内分泌紊乱引起导管上皮增生，致使导管延伸、迂曲、折叠，折叠处管壁因缺血而发生坏死，形成囊肿；乳腺导管内增生性病变则是一组起源于终末导管小叶单位的上皮增生性病变，其细胞形态和组织结构多样，主要分为普通型导管上皮增生（usual ductal hyperplasia，UDH）、非典型导管上皮增生（atypical ductal hyperplasia，ADH）和导管原位癌（ductal carcinoma in situ，DCIS）3大类；此外还有小叶非典型增生（atypical lobular hyperplasia，ALH）和小叶原位癌（lobular carcinoma in situ，LCIS）。

本节主要针对临床上最常见的乳腺增生症及乳腺囊肿进行阐述。

二、影响因素

乳腺增生症和乳腺囊肿多发生于30～50岁女性。致病原因主要是内分泌功能紊乱。

（1）雌、孕激素比例失调，使乳腺实质增生过度和复旧不全。

（2）乳腺性激素受体的质和量异常，使乳腺各部分增生程度参差不齐。

（3）年龄、月经史、孕育史、哺乳史、服避孕药史及饮食结构，以及社会心理因素等任何导致性激素改变的因素均可能增加乳腺增生症的患病风险。

（4）不良的生活习惯，如长期熬夜、饮食不均衡、缺乏运动等，可能导致内分泌紊乱，增加乳腺囊肿的风险。此外，长期摄入高脂肪、高糖、高盐等不健康食物，也可能影响乳腺健康。

三、辅助检查

1.乳腺超声　对腺体丰富且年龄＜35岁的患者，首选彩色超声检查。超声检查对致密腺体中的结节和囊性、实性肿物的分辨率远优于乳腺X线检查。乳腺增生症的超声表现多为回声增粗、增强，内可见低回声结节，结节边界不规则，界线欠清晰，后方回声无衰减或有轻度增强。乳腺囊肿表现为圆形或椭圆形的无回声液性暗区，边界光滑锐利，有明显的病变后方回声增强效应。

2.乳腺X线　X线检查是发现早期癌和微小癌的重要手段，对于微钙化的检查是其他影像学检查不能比拟的。触及明确肿块的乳腺增生症患者中有超过1/2者X线检查表现为无明显边界的片状密度增高影或结节影，可伴有钙化灶。钙化常为较粗大砂砾状、杆状或小弧状，分布于乳腺局部，也可弥漫分布于整个乳腺腺体，但每平方厘米钙化数目均＜10个。单纯性乳腺囊肿在钼靶上表现为圆形或椭圆形结节影，边缘光滑，边界清楚，密度均匀，密度等或稍高于周围腺体，单发或多发，大小不一，囊壁可见蛋壳样钙化，当囊肿压迫周围脂肪时可见"晕环"征。

3.乳管镜、乳管造影　针对乳头溢液的患者，必要时可行乳管镜或乳管造影并结合细胞学检查进行鉴别诊断。

4.病理学　针对体检和影像学检查发现的乳腺肿块、局限性腺体增厚，彩色超声检查发现的可疑结节，X线检查发现的微钙化，均须进行病理组织学检查（空芯针穿刺活检、细针穿刺细胞学检查或手术活检）进行明确诊断。需要强调的是，病理学检查是诊断乳腺良、恶性疾病的金标准。因此，没有病理学依据而进行乳腺增生症的诊断是不科学的。

5.其他 乳腺磁共振（MRI）、CT可作为对乳腺增生症进行定性并分型的辅助检查。

四、诊断与分型

乳腺增生症的病因尚未完全明了，目前对本病的分类仍缺乏统一性，但从临床治疗出发，大多数专家同意将乳腺增生症分为乳痛症、乳腺腺病和乳腺纤维囊性腺病3大类型，这几种类型可单独存在，也可同时出现在同一患者的乳腺小叶内。而乳腺囊肿分为单纯性囊肿、复杂性囊肿、复合性囊肿及积乳囊肿。积乳囊肿在其他章节进行阐述。

（一）乳痛症

乳痛症的主要临床表现是乳房生理性肿胀和触痛，为女性最常见的一种症状，也是乳腺科门诊最常见的主诉。美国一项有1171例女性参与的研究发现，有69%的女性经历了规律的经期前乳房不适，其中有11%每月经历超过7d的中度到重度乳房疼痛。

根据临床发病特点，乳痛症通常可分为3大类，分别为周期性乳房疼痛、非周期性乳房疼痛及其他因素所致乳房疼痛。

1.周期性乳房疼痛 与月经周期相关的乳房疼痛，约占乳痛症患者的93%，是乳痛症最常见的类型。大部分妇女在月经前3～5d出现乳房肿胀或触痛，甚至还能触及乳房内小结节，但月经期时这些症状及小结节皆可自行消失，这些不适感是一种正常生理现象。而真正的周期性乳房疼痛是指每一月经周期乳房重度疼痛的时间超过1周。重度疼痛的评估主要通过询问疼痛是否会影响患者日常生活如睡眠、工作等来判断。患者常用"肿胀"和"触痛"来描述自己的症状。周期性乳房疼痛具备以下特点：①病史较长；②多发生在月经前；③双侧疼痛居多；④疼痛可放射至腋下或上臂；⑤触痛和结节的发生部位多为外上象限。

2.非周期性乳房疼痛 与月经周期没有明显的相关性，因此也可发生在绝经后女性身上，但其平均发病年龄与周期性乳房疼痛相似，均为34岁。患者常会有"烧灼、下坠或刺痛"的感受。非周期性乳房疼痛具备以下特点：①疼痛部位在乳房内相对固定；②部位更多分布在乳晕后或外上象限；③单侧疼痛多见；④乳房结节一般较少触及。部分患者有一个特殊的临床表现，称为"扳机点"，即当触摸某一特定部位时会触发疼痛。

3.其他因素所致乳房疼痛　非乳腺增生或乳房本身疾病引起的疼痛，其他因素包括胸壁疼痛、创伤所致疼痛、胆结石、心绞痛或颈椎病引起的放射疼痛等。

（1）胸壁疼痛（肌肉骨骼疼痛）：这一类疼痛的患者主诉通常与非周期性乳房疼痛相似，主要区别在于胸壁疼痛患者年龄一般较大，疼痛持续时间较短，且多为单侧。其又可分为两类：侧胸壁疼痛和痛性肋胸关节（Tietze）综合征。侧胸壁疼痛通常位于腋前线，少部分发生于锁骨中线旁。痛性肋胸关节综合征，其疼痛常定位于覆盖肋软骨表面的乳腺，因此疼痛多发生在乳房中间象限。查体时可发现有一处或多处肋软骨肿大触痛，按压患病软骨时疼痛常加重。彩超检查无法发现乳腺的特殊改变，X线检查亦不能发现肋软骨的异常。

（2）创伤：创伤所引起的乳房疼痛约占8%，多是由于既往因良性疾病行活检或手术产生的瘢痕处的非周期性疼痛。亦可见于乳房外伤后，尤其是合并感染或伤口愈合不良的患者。

（3）其他原因：还有10% ~ 13%的乳房疼痛并不是乳房本身疾病引起的，而是来源于乳房外因素，如胆结石、胃食管反流、颈椎病和心绞痛等。

（二）乳腺腺病

乳腺腺病本质上是处于乳痛症与纤维囊性腺病的中间阶段，特点是小叶小管、末梢导管与结缔组织均有不同程度的增生。该病以年轻女性多见，平均发病年龄35岁左右。临床表现为疼痛性的肿块，如出现位于外上象限的局限性肿块或腺体增厚，疼痛无周期性，且程度较轻，单侧多见。该病临床上通过查体或影像学检查一般不直接诊断，多数是良性肿块活检的病理诊断。依其不同的病理组织学形态，一般可分为3期：早期为小叶增生型，中期为纤维腺病型，晚期为纤维化型（即硬化性腺病）。

（三）乳腺纤维囊性腺病

乳腺纤维囊性腺病为病理性乳腺增生期，病理显微镜下改变包括3种：导管扩张、囊肿和上皮瘤样增生。临床表现为非周期性的乳房疼痛，为胀痛、钝痛或针刺样疼痛，程度轻中度为主。患者可触及较大的乳房肿块或感觉整个乳房发硬，实际是乳房腺体的局限性或弥漫性增厚。局限性腺体增厚者常形成假性肿块（pseudolummp），弥漫性腺体增厚者表现为整个乳房质地偏硬、颗粒感，多发生在小而扁平的乳房。该病由于乳腺小叶小管和末梢导管的高度扩张，形成大小不等的囊肿，因此亦可伴有乳头溢液的表现，其发生率为5%～15%，溢液多为浆液性或水样，少部分也可有棕褐色血性溢液，浆液样或水样溢液一般无须处理，而血性溢液需进一步检查，尤其是需要与导管内乳头状瘤相鉴别。

（四）乳腺囊肿

乳腺囊肿通过乳腺彩超检查基本可诊断，不同类型的乳腺囊肿其超声改变不尽相同。

1.单纯性乳腺囊肿　其超声表现为包膜完整，囊壁薄，边界清晰，内部无回声、无实性成分和血流多普勒信号的肿块，分为两种亚型：簇状微囊肿和薄间隔型囊肿。簇状微囊肿是成群的单纯性无回声囊肿，每个囊肿直径均小于2～3mm，无明显的实性成分；间隔厚度小于0.5mm的薄间隔型囊肿也被定义为单纯性囊肿。单纯性囊肿为良性病变（BI-RADS 2类）。

2.复杂性乳腺囊肿　其超声表现为肿块内部不均匀低回声，包含强回声碎片、无实性成分、无厚囊壁或厚间隔壁、无血流。

3.复合性乳腺囊肿　其超声表现为厚囊壁，或间隔壁大于0.5mm，呈现无回声和强回声两种成分，囊性和实性成分共存，后壁未见回声增强。

乳腺囊肿需与乳腺脓肿、乳腺血肿、乳腺脂肪坏死及部分非感染性病变（包括导管扩张症、乳腺导管周围炎及囊肿/腺管破裂）甚至乳腺恶性肿瘤进行鉴别。

五、治疗

目前，对乳腺增生症仍没有一种特别有效的治疗方法，主要是排除恶性肿瘤后对症治疗。而针对乳腺囊肿的处理方式取决于患者的临床表现、影像学特征和BI-RADS分级。

（一）乳房疼痛的处理

乳房疼痛是排他性诊断。首先通过详细询问病史、体格检查来初步判断乳房疼痛的类型，接着通过乳腺超声、乳腺X线等检查排除恶性肿瘤等其他疾病后，才能诊断为乳房疼痛并给予相应的治疗。乳房疼痛首先应进行心理治疗及生活调整，如心理治疗和生活调整无效，再根据疼痛分类及程度，给予相对应的药物治疗。

1.心理治疗及生活调整　对任何类型的乳房疼痛，心理治疗及生活调整宣教都是有一定效果并且是首选的治疗方案。因为乳房疼痛大部分与患者的焦虑、压力等情绪及睡眠欠佳、过度劳累有关，且来就诊的患者同时担心自己是否患了乳腺癌，所以首先告诉患者其疼痛并非源于乳腺癌，打消其恐惧和顾虑并给出一些日常生活调整的建议，比如找到让自己情绪放松的方式，看电影、听歌、旅游等，让自己的心情得到释放。此外，也要避免过度使用避孕药及含雌激素的美容用品和药物，远离烟酒等。这些虽然不能马上缓解其疼痛，但可以让患者意识到疼痛是可自行好转的，从而缓解焦虑。国外有报道约85%的患者可以用这种方法得到治愈。此外，减少咖啡因摄入，如咖啡、可乐、巧克力、奶茶等，适当多摄入一些蔬菜和水果，选择合适的胸罩或采用放松疗法对于缓解乳房疼痛也有帮助。如果经过这些治疗后，患者症状未能缓解，则考虑药物治疗。

2.药物治疗

（1）中医药治疗：中医药治疗是目前国内治疗乳房疼痛的主要手段之一，常用药物有乳癖消片、乳增宁和红金消结胶囊等，均有一定疗效。但中成药用于治疗乳痛症缺乏随机对照临床试验的支持。也有用中药局部外敷，但外敷的前提必须是已排除了乳腺癌的诊断。中药治疗的疗程以6个月内为宜，因中药长期治疗也有不良反应。

（2）他莫昔芬（TAM）：是一种雌激素受体调节剂，起到抗雌激素的作用。一项双盲试验显示，他莫昔芬每天10mg可有效改善乳房疼痛，对周期性乳房疼痛的疗效可达98%，对非周期性乳房疼痛则为56%。由于他莫昔芬在用于辅助内分泌治疗乳腺癌时可引起子宫内膜增厚、增加子宫内膜癌风险，因此美国FDA尚未批准其用于治疗乳痛症。但文献报道，他莫昔芬低剂量短期治疗（＜6个月）并不增加子宫内膜癌的风险。因此他莫昔芬可作为治疗乳痛症的二线用药，推荐用法为每天10mg，连服3个月，如果复发可重复使用。第二代雌激素受体调节剂药物托瑞米芬每天30mg也有同样效果。此外，也有经皮给药的4-羟他莫昔芬，每天早晚涂抹于乳房皮肤，可缓解乳房疼痛和结节，且不良反应很小。

（3）达那唑：是一种合成的睾丸激素衍生物，可缓解乳房疼痛，是唯一被美国FDA批准治疗乳痛症的药物。这种药物对垂体-卵巢轴有独特的作用，其可以与孕激素和雄激素受体结合，在高剂量时可通过负反馈调节垂体-卵巢轴，从而降低血清卵泡刺激素（FSH）和黄体生成素（LH）水平并抑制排卵。双盲对照研究显示，在200mg低剂量时，达那唑即能有效缓解乳房疼痛和乳房结节。其主要不良反应是引起药物性闭经，其他较轻的不良反应有体重增加、粉刺及多毛。所有这些不良反应都是剂量依赖性的，因此可以通过减量来降低这些副作用的发生。

（4）避孕药：一直以来避孕药在乳腺癌发病风险中的作用备受争议。无论如何，对于乳腺良性疾病，有许多报道认为是有保护作用的，它可以有效缓解乳房疼痛。然而，对于外源性雌、孕激素混合物对乳腺癌影响的确切作用目前所知甚少，因而临床上并不常用。

3. 其他治疗　饮食控制如低脂饮食，减少咖啡因、可乐、巧克力等的摄入均可能起到缓解乳房疼痛的作用。

4. 妊娠及哺乳期人群的治疗　妊娠及哺乳期出现乳腺增生引起的乳房疼痛，绝大多数是由于雌、孕激素水平变化引起的，绝大部分症状为轻微，并且可自行缓解。此时可通过心理治疗或生活方式的调整来缓解，一般不建议使用药物治疗。

（二）乳腺腺病和纤维囊性腺病的处理

乳腺腺病和纤维囊性腺病本身无手术治疗的指征，但对于肿块较大或者有一定影像学恶性征象的乳腺腺病和纤维囊性腺病，手术治疗的目的主要是切除活检、避免误诊、漏诊乳腺癌，或切除非典型增生病变。目前主要根据影像BI-RADS分级，采用空芯针穿刺活检或微创手术活检或切除，少数肿块较大的也可行开放手术治疗。

1. 开放手术的指征　开放手术仅限于下列情况：①＞35岁的女性局限性腺体增厚、模糊结节或不对称结节，或多个纤维腺瘤样增生结节，影像学检查不能排除肿瘤，而且无经皮活检条件者；②药物治疗无效的弥漫性结节状乳腺，或乳腺腺体局限增厚区的某一局部出现与周围结节质地不一致的肿块，影像学检查无明显异常发现但又不能排除肿瘤者；③乳腺X线检查有单处、多处集中钙化灶者；④囊肿为血性者，或乳头溢液为棕色浆液样或血性，乳管镜未见异常，但药物治疗或观察无效者。

2. 开放手术治疗原则　开放手术治疗原则：①局限性病变行区段切除术。②全乳弥漫性病变者，应术前检查或影像学定位，以典型部位切取活检为宜。因为手术治疗的主要目的是明确诊断，避免乳腺癌的漏诊、延诊。随便扩大乳腺切除的指征是不妥当的，用防止癌变的借口切除女性（尤其是青、中年女性）乳房应慎重。③若术前经皮活检或术中冷冻切片检查有导管不典型增生（ADH），应尽量切至无ADH的区域，术后可服用他莫昔芬预防乳腺癌或密切随访。已有指南将高危女性（如ADH或BRCA1/2突变携带者）行全乳切除一期乳房重建列入预防措施，但术前必须进行专业的遗传咨询，并向患者告知此术的优劣。

3.妊娠及哺乳期人群的治疗 妊娠及哺乳期发现乳腺腺病和纤维囊性腺病的患者，可通过乳腺彩超检查来判断肿块有无恶性概率。如果乳腺彩超提示良性，则可以观察；如果肿块有进行性增大或者彩超提示有恶性征象，可通过局部麻醉下的空芯针穿刺活检术进行穿刺活检，明确肿块性质。如穿刺为良性，则可待妊娠或哺乳结束后再进行进一步处理；如穿刺为恶性，则按乳腺癌进行诊治。

（三）乳腺囊肿的处理

1.单纯性囊肿的治疗 一般单纯性囊肿、成簇的单纯微囊肿及大多数复杂性囊肿都为BI-RADS 2级（良性），不需要进行组织学诊断，无须手术切除，定期复查即可。如有炎症表现（皮肤发红）则应对单纯囊肿进行细针穿刺活检（fine needle aspiration biopsy，FNA）。须在实时超声引导下进行FNA，以确保囊肿内容物被完全抽出。如果抽出的液体浑浊，应进行细菌培养；如抽出明确的血性液体需要同时进行细菌培养和细胞学检查。如果乳腺X线钼靶摄影/MRI进一步检查提示有恶性征象，需进行空芯针穿刺活检（core needle biopsy，CNB）。

单纯性乳腺囊肿不会增加发生乳腺癌的总体风险。一项回顾性研究发现，乳腺囊肿活检为良性的14 602例女性患者中随后诊断出480例乳腺癌，但单纯性囊肿与此后的癌变不相关。

2.复杂性囊肿的治疗 大多数复杂性囊肿为BI-RADS 2级，不需要进一步干预。少数复杂性囊肿属于BI-RADS 3级，需要在短时间内（6个月内）重复体格检查和影像学检查。

如果复杂性囊肿出现体积增大，囊内出现实性成分，应进行超声引导下CNB。如影像学复查的分级下降为BI-RADS 2级，应在6个月时再次接受临床检查和影像学检查。只要最后一次影像学检查后病灶未达BI-RADS 3级及以上，无须进一步干预，可恢复为常规的每年筛查。如果重复影像学检查发现复杂性囊肿仍为BI-RADS 3级，应继续每6个月进行1次临床检查和影像学检查。这需要患者有良好依从性。一项研究显示36%被推荐短期随访囊性病变的患者未能完成2年的随访期，对于不能依从随访的患者或随访有困难的患者，应实施活检。

复杂性囊肿在超声引导下FNA后完全塌陷也可以确定为良性乳腺病变。如果患者想要活检或者担心未来发生乳腺癌的风险高（由经验证明的风险评估模型确定，如Gail模型或Tyrer-Cuzick模型），可用超声引导下FNA替代再次影像学检查、临床检查。如果抽吸后囊肿并未完全塌陷，需要进一步行影像学检查（乳腺X线钼靶摄影或乳腺MRI）和CNB。

3.复合性囊肿的治疗 复合性囊肿一般为BI-RADS 4级或5级（疑似或高度提示恶性肿瘤），需要进行活检。必须行超声引导下空芯针穿刺活检（core needle biopsy，CNB）来确认其为良性还是恶性。FNA不足以确诊，因为需要采集实性成分或增厚的间隔壁，而不仅仅是抽吸囊液。

六、预防

1.乳腺增生症的预防 乳腺增生病变多弥漫，药物治疗或局部手术切除不能解决根本问题。该病本身并无手术治疗的指征，外科干预的主要目的是为了避免漏诊、误诊乳腺癌，或切除可疑病变。需要注意的是，当患者伴有非典型增生时，应成为临床预防的重点。主要有3种预防方法：密切随访、药物干预和手术干预。

2.乳腺囊肿的预防 乳腺囊肿的影响因素有多方面，包括：心理状态，激素和生殖因素，乳腺癌家族史，良好的饮食习惯、运动习惯、睡眠习惯等。乳房问题的存在导致患者情绪焦虑，不良情绪反过来又是乳腺良性疾病的一个原因，要做好情绪管理，保持良好的心理状态；保持良好的饮食习惯，避免大量进食高脂肪、高蛋白、刺激性饮食，不饮酒、不吸烟；保持良好的运动锻炼习惯，增强机体免疫力，控制体重；培养良好的睡眠习惯，注重睡眠健康；避免口服避孕药和激素替代治疗；对有乳腺癌家族史的高风险人群，需定期进行乳房检查，必要时行乳腺癌遗传基因检测，评估终身风险，进行遗传咨询，积极寻求干预。

（罗家月 扶本洁 蔡嫒璇）

第二节 乳腺纤维腺瘤

一、定义

乳腺纤维腺瘤（breast fibroadenoma）是由乳腺纤维组织和腺管两种成分增生共同构成的良性肿瘤，是育龄期女性最常见的乳房良性肿瘤，好发于20～35岁的年轻女性。临床表现为乳房肿块，肿块体积较小时，仅能通过彩超等检查发现；当肿块体积较大时患者可自行触及。乳腺纤维腺瘤多数无疼痛，少数伴有与月经周期无关的疼痛。本病病因不明，其发病与体内雌激素、孕激素作用过于活跃有关，月经初潮前与绝经后较为少见。妊娠期及哺乳期女性体内雌激素、孕激素水平升高，使得乳腺纤维腺瘤成为围生期妇女最常见的乳房良性疾病。

乳腺纤维腺瘤受到雌激素与孕激素的刺激而增大，也受到催乳素的影响。在非妊娠期间，随着女性月经生理周期雌孕激素周期性波动维持在一个相对稳定的水平。而在妊娠期间，女性体内雌激素、孕激素、催乳素均较非妊娠时期明显增高，不但刺激乳腺纤维腺瘤快速增大，也会使正常乳腺组织发生巨大变化，体积和密度迅速增大，随着妊娠期的时间延长，这些改变会更加显著，使得乳腺疾病的检测变得更加困难。

二、影响因素

妊娠期雌激素、孕激素处于高水平状态，黄体在妊娠前3个月和胎盘在妊娠中期产生雌激素和黄体酮，导致小叶和导管的增殖和发育、脂肪组织的退化和乳房血管的增加。雌激素刺激发育中的乳管系统，而黄体酮则刺激小叶发育。增生过程在妊娠的前20周最为明显。另外，高脂高能量饮食、肥胖、肝功能障碍等也是围生期纤维腺瘤发生的高危因素。

三、辅助检查

1.乳腺超声 无电离辐射，具有较高准确性及安全性，是妊娠期女性乳房筛查的首选检查手段。与非妊娠期乳腺纤维腺瘤一样，妊娠期乳腺纤维腺瘤（图2-1）具有以下典型表现。

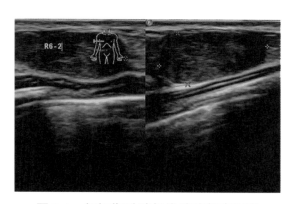

图2-1 妊娠期乳腺纤维腺瘤超声图像

（1）肿块形态规则，大部分肿块边界清晰，有完整包膜，呈平行生长的椭圆形或类圆形。

（2）肿块呈均匀低回声。

（3）肿块长轴方向与乳腺腺体平面方向平行，纵横比小于1。

（4）病灶后方的腺体回声多数正常，少数后方回声增强。

（5）部分包膜回声较强时，可有典型的侧方声影。

（6）病灶内一般无钙化。

2. 乳腺X线　乳腺纤维腺瘤为圆形或卵圆形肿块，直径多为1～3cm，边缘光滑整齐，密度近似或稍高于正常腺体，周围可见透亮线环绕，为被推压的周围脂肪组织。部分乳腺纤维腺瘤可见钙化，可呈粗颗粒状、分支状或斑点状，部分钙化可逐渐发展，融合而成斑片状。目前认为，乳腺X线检查的辐射对胎儿几乎没有影响。乳房X线检查可以用铅屏或围裙遮挡进行。在临床和（或）超声检查后，即使有最轻微的怀疑，也应进行乳房X线检查，因为它对乳腺癌的诊断特别有用。此外，如果病变含有脂肪密度，则可以确认其为良性，避免活检。

3. 乳腺磁共振成像（MRI）　MRI造影剂含有钆元素，欧洲辐射风险委员会报道了钆造影剂在妊娠期间可以安全使用，因为它不仅很少被胎盘吸收，而且会迅速排泄到肾脏，但由于缺乏安全性信息，因此妊娠期禁止使用MRI。然而，MRI造影剂钆在母乳中含量较少，哺乳期使用是相对安全的。

四、诊断

妊娠期及哺乳期发现乳房肿块，最重要的是判断其是否为乳房恶性肿瘤。妊娠相关乳腺癌并不罕见，占所有乳腺癌患者的0.2%～3.8%。对于超声BI-RADS 3类且不伴危险因素的妊娠期乳房肿块在密切随访下，无须进行病理诊断。对于BI-RADS 4类、5类的乳房肿块，应在局部麻醉下行空芯针穿刺活检（core needle biopsy，CNB），以明确病理诊断。目前普遍认为，妊娠期CNB是安全的。

另外，还需与乳房泌乳腺瘤相鉴别。泌乳腺瘤是一种良性肿瘤，通常为单发肿块，但也可出现双侧或多发腺瘤。它发生在妊娠晚期及母乳喂养期间，并在患者停止母乳喂养后消退。它的特征是无痛的、可移动的肿块，当与梗死相关时可能变得坚硬和疼痛。超声检查显示良性实性肿块，分类为BI-RADS 3类（均匀、界线清晰的低回声肿块，其主轴平行于皮肤），类似纤维腺瘤。乳腺泌乳腺瘤在乳房X线片上表现为一个界线清晰的肿块，有时表现为脂肪密度。

五、治疗

对于非妊娠期乳腺纤维腺瘤，手术切除常是首选治疗方案，但是妊娠期应尽量避免手术，从而减少对孕妇及胎儿的影响。如果在妊娠期间发现典型外观的纤维腺瘤（BI-RADS 3类）可以密切监测（每1～2个月进行临床检查和超声检查）或空芯针活检。临床实践中，长径＜10mm BI-RADS 3类肿块更倾向于监测，而长径＞30mm的肿块活检是首选。非典型的乳腺纤维腺瘤（≥BI-RADS 4类）建议活检以明确诊断。在妊娠前被诊断的乳腺纤维腺瘤应密切超声监测，如果在监测期间出现肿块大小明显增加，BI-RADS分级升高，也应进行空芯针穿刺活检。

当临床表现、影像学结果及穿刺结果不一致时，如乳腺超声提示良性肿物而实际肿物增大非常迅速时，则考虑采取手术切除以同时达到确诊与治疗的目的。如果确实有手术适应证，又排除局部麻醉药物过敏、先兆流产等手术禁忌证，妊娠的前6个月是比较合适的手术时机。对于长径在3cm以内的乳腺纤维腺瘤，一般采用微创手术切除，而对于长径＞3cm的乳腺纤维腺瘤，则考虑开放手术切除。手术切除在某些情况下可能是合适的治疗方法，但并不是优先考虑的方法。对于活检已经证实为良性的肿块，手术切除应该推迟到妊娠或哺乳结束，或者对胎儿及母亲的风险最小时。

六、预防

妊娠期雌激素和黄体酮持续处于高水平，是乳腺纤维腺瘤发生、进展的高危因素。妊娠期暂无明确手段预防乳腺纤维腺瘤的发生。对于妊娠前就已经发现的乳腺纤维腺瘤，建议在妊娠前手术切除。因此建议育龄期女性在备孕期及妊娠期接受乳腺筛查。

（王辉进　林志群）

第三节　乳腺导管内乳头状瘤

一、定义

乳腺导管内乳头状瘤（intraductal papilloma，IDP）是临床常见的乳腺良性肿瘤，约占乳腺良性疾病的5.3%。IDP是生长在乳管内的有蒂或无蒂瘤状的隆起性病变。起源于乳腺导管上皮，自囊腔壁向囊腔内生长，瘤体以纤维血管为轴心，外覆上皮细胞和单层肌上皮细胞。病变处多出现导管扩张。根据IDP病灶位置的不同可分为发生在主乳管的中央型IDP与发生在终末导管小叶的周围型IDP。

二、影响因素

包括诱发乳腺肿瘤常见的各种因素：不良生活方式、避孕药具的使用、激素替代疗法、终身雌激素暴露和家族史等。

IDP常与局灶导管上皮细胞异型、上皮恶性变相关，包含有上皮不典型增生（atypical ductal hyperplasia，ADH）或导管原位癌（ductal carcinoma in situ，DCIS）。研究显示IDP恶性风险为7.3%～15.8%，周围型IDP癌变风险更高。IDP恶性变的危险因素包括高龄、乳头溢液、病灶位置、病灶多发性、肿瘤大小、形态等。在一项研究中，3.3%的IDP发展为ADH，2.7%发展为DCIS，1.3%发展为侵袭性癌。IDP复发率约为10%。IDP合并细胞异型性、ADH及DCIS等共存病变是影响预后的独立危险因素，当合并ADH、DCIS时，其复发和癌变风险都会增加。

三、辅助检查

1.乳腺超声　为首选检查。超声可见扩张的导管及液性暗区，有时可见导管内的低回声肿物（IDP）。IDP在超声下表现为形态规则、边界清晰的实性低回声肿物或囊实性肿物（图2-2）。超声在术前肿瘤定位、术中引导方面发挥着不可替代的作用。

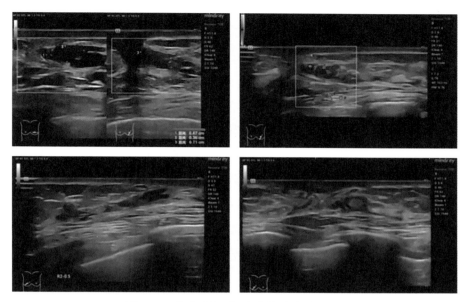

图2-2 乳腺导管内乳头状瘤超声图像

2.乳腺X线 大多IDP由于体积较小、密度淡，乳腺X线难以检出，定位率不到30%。当瘤体较大时，可表现为局部圆形致密影，边缘完整锐利。部分IDP存在钙化、结构紊乱，可利用乳腺X线排除隐性乳腺癌引起的出血，可与恶性病变相鉴别。

3.乳管镜 乳管镜可以直视下观察导管内病变状态。中央型乳头状瘤多发生在1、2级乳管，位于中央区乳晕下方，IDP镜下多表现为实质性病变堵塞乳管腔（图2-3）。乳管镜为诊断提供依据的同时，也为手术切除提供病灶定位。在超声和乳腺X线检查阴性且伴乳头溢液时，乳管镜对IDP有更高的灵敏度

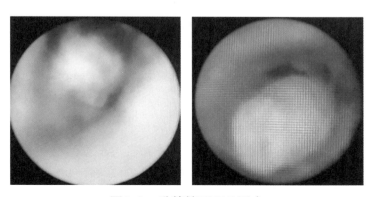

图2-3 乳管镜下IDP形态

4.乳腺磁共振成像（MRI） 乳腺MRI可以清晰显示扩张的导管树。对症状隐匿的IDP、外周型IDP及鉴别乳腺良恶性病变有较高的价值。在描述病变形态和功能成像、术前明确手术范围和选择手术方式等方面有指导意义。

5.乳腺导管造影 IDP在导管造影可见乳腺导管迂曲、扩张，内有充盈缺损、充盈中断。肿瘤多位于1～2级乳腺导管内，表现为单发或多发的局限性圆形或椭圆形充盈缺损。可见远端导管扩张或梗阻现象，在主导管梗阻处可见"杯口"状肿块影，管壁光滑，无外浸现象。在分支导管主要为单个导管截断现象。导管造影可鉴别囊性增生或癌，亦能发现同一导管系统内的其他性质的病变，乳管造影检查为有创性操作，在检查诊断IDP方面存在局限性。目前临床极少应用。

6.溢液细胞学检查 乳头溢液脱落细胞学检查诊断阳性率有限，溢液涂片进行细胞学检查，如能找到瘤细胞，可协助诊断，但阳性率低。

四、诊断与分型

1.临床表现 IDP多发生在35～55岁女性。最常见的临床表现为乳头溢液。门诊中，有许多患者无意中发现内衣上有血迹或黄褐色污迹而前来就诊，在进行了进一步检查后被诊断为IDP。

起源于大导管的中央型IDP多位于乳晕下区，主要表现为单侧单孔乳头溢液，常为血性或浆液性。部分患者可在乳头乳晕部触及肿块，可移动，质地软，不与皮肤粘连，挤压肿块时相应的乳头导管开口处可有血性、浆液性或浆液血性分泌物溢出，在乳晕区用示指尖沿顺时针方向挤压有相应部位溢液者，可判断溢液乳管走向。

起源于终末导管小叶单位的周围型IDP通常较为隐匿，周围型仅占总数的10%左右，表现为伴或不伴乳头溢液，经影像学检查发现的乳腺肿块。常表现为多发乳腺结节。

对于无乳头溢液导管扩张患者，如35岁以上、病灶≤1cm、病变距乳头≤2cm，也要考虑IDP。确诊还需通过组织活检、病理检查明确病灶性质。

2.诊断与鉴别诊断 结合症状体征和相关检查，表现为乳头溢液者可行乳管镜检查，必要时增加MRI检查；表现为乳房肿物者可根据活检病理结果进行诊断。要提高多发病变患者重视程度，与乳房其他良性/恶性肿瘤相鉴别。

病理诊断：IDP主要以病理诊断为准。病理对乳头状瘤伴ADH和DCIS的诊断是难点，Page认为以3mm为界，非典型上皮细胞病灶＜3mm，诊断乳头状瘤伴

ADH；非典型上皮病灶≥3mm，诊断乳头状瘤伴DCIS；当增生上皮具有中-高核级别时，诊断乳头状瘤内导管原位癌不需要考虑大小和范围。3mm的范围差可能让标本样本量小的肿物穿刺活检在鉴别诊断时面临困难，可能低估或遗漏其内的恶性病变。病理医师建议肿物切除以全面评估。

五、治疗

导管内乳头状瘤具有一定的癌变风险，特别是伴有非典型增生或多发性病变，被认为是一种癌前病变。有研究显示IDP的恶变率为6%～8%，临床一经诊断，手术是主要治疗手段，外科手术需依据病灶性质及累及范围，彻底切除病变。切除不彻底会增加复发和癌变的概率。

伴有乳头溢液的IDP最常用的是传统开放腺叶区段切除术。在精确、彻底清除病变乳管系统的末梢部分，达到治愈目的同时达到微创的效果。对于单发、不伴有乳头溢液的良性乳头状瘤，也可在超声引导下使用真空辅助活检系统进行完整切除，具有切口美容效果显著、创伤较小恢复快、并发症少等优点。还可通过乳管镜术中定位指导开放性手术或直接切除导管内乳头状瘤。如病变多发涉及全乳腺时，可酌情考虑全乳腺切除术或全乳腺切除术＋乳房重建。若术中或术后病理诊断为导管内乳头瘤恶变，遵循乳腺癌的处理原则。治愈疾病的同时在一定程度上保证了患者的术后生活质量。

六、预防

1.合理安排生活，保持良好的生活方式，日常营养均衡，作息规律，保持锻炼身体的习惯。避免过度疲劳。保持心情舒畅。

2.穿质地柔软、大小合适的乳罩，呈现优美外形的同时，乳房还能得到很好的固定、支撑。注意保护乳房，免受意外伤害，在拥挤的公共汽车上及逗弄小孩时尤其应该注意。

3.定期对乳房实施自我检查，尤其是有家族史的患者，选择每月固定的时间进行自查。定期到专科医师处做乳房的体格检查。在自我感觉不适或检查发现问题时，应及时就诊。

4.避免使用非治疗需要的激素类药物，必须使用该类药物时在使用前评估乳房情况，使用后定期复查。

5.对于发现乳头溢液、乳腺肿块的患者，应短时间内（3个月）进行门诊复查，同时注意观察乳头溢液的性状，若发生改变及时就医。乳腺导管内乳头状瘤虽然是良性病变，但不排除恶变的可能，周围型IDP和伴有ADH的乳头状瘤继发乳腺癌的风险较高，如有发现，要及时就医，早发现、早诊断、早治疗。

（蔡媛璇　何秀玲）

第四节　乳腺分叶状肿瘤

一、定义

乳腺分叶状肿瘤（Phyllodes tumors of the breast，PTB）是一种由管腔上皮和肌上皮细胞层覆盖、伴有基质细胞增多、呈叶状结构的局限性纤维上皮性肿瘤，在乳腺肿瘤中的比例＜1%。PTB的发病高峰年龄在40～50岁，其中良性占35%～64%、恶性占18%～25%。在临床表现方面，多数患者表现为单侧乳房内无痛性肿块，在较长的病程中逐渐增大；但少数亦可表现为乳腺肿块短期内迅速增大，甚至占据整个乳房。总体上，PTB预后较好，治疗后5年生存率超过90%；但该肿瘤具有较高的局部复发风险，并且复发率与病理类型密切相关。

由于该类肿瘤临床较为少见，迄今为止针对其病因、诊断、治疗及预后的大规模研究较少，对其治疗选择仍有较多争议。对PTB缺乏了解会导致延误诊治，可能使病情发展至非常棘手的状态。

二、诊断

1.PTB临床表现与体征　PTB多起病隐匿、病程较长，多为单侧发病，双侧少见，多表现为乳房内无痛性肿块。

2.影像检查　包括超声检查、X线钼靶检查、磁共振成像。总体上，影像检查对于PTB的诊断及分型意义有限。结合美国国立综合癌症网络（NCCN）指南，应将乳腺超声及钼靶作为PTB病史询问、查体后的辅助评估检查；MRI可以提供更多有益信息，可能有助于评估病变程度及范围，但非诊断的必需检查。对术后复发的PTB患者，除了乳腺超声和钼靶，还建议进行胸部CT等检查评估是否发生局部侵犯及转移。

3.活检　PTB的确诊依赖于病理检查。肿瘤组织的获取手段包括穿刺及切除或切取。对疑诊PTB的患者尽量进行肿块切除活检以确诊，避免误诊和漏诊。当临床评估不能除外乳腺癌时，可考虑先行粗针穿刺活检。如粗针穿刺活检病理结果疑诊PTB或诊断为"细胞性纤维腺瘤""细胞性纤维上皮病变""纤维上皮病变伴细胞间质"等病变时，应进一步行手术切除病变。

4.PTB的分型及分期　见表2-1，表2-2。

表2-1　乳腺良性、交界性、恶性分叶状肿瘤的组织病理学特征

肿瘤性质	边界	间质细胞密度	细胞异型性	分裂象	间质过增长	恶性异源性成分	发病情况	构成比（%）
良性	清晰	间质细胞较少或散在	无或轻度异型	较少（HPF下＜2.5个/mm²或＜5.0个/10 HPF）	无	无	少见	60～75
交界性	清晰，部分可浸润周围组织	间质细胞中等，可散在	轻或中度异型	较多（HPF下2.5～5.0个/mm²或5.0～9.0个/10 HPF）	无或局部	无	罕见	15～26
恶性	肿瘤浸润周围组织	间质细胞丰富	显著异型	显著（HPF下＞5.0个/mm²或≥10.0个/10 HPF）	常见	可有	罕见	8～20

表2-2　乳腺恶性分叶状肿瘤AJCC第八版TNM分期

T（Tumor）原发肿瘤					
TX	T0	T1	T2	T3	T4
原发肿瘤无法评估	无证据证明原发肿瘤	肿瘤最大径≤5cm	5cm＜肿瘤最大径≤10cm	10cm＜肿瘤最大径≤15cm	肿瘤最大径＞15 cm

TNM分期				FNCLCC组织学分级
肿瘤分期	T	N	M	
ⅠA	T1	N0	M0	G1、GX低级别
ⅠB	T2～T4	N0	M0	G1、GX低级别

肿瘤分期	TNM分期			FNCLCC 组织学分级
	T	N	M	
Ⅱ	T1	N0	M0	G2、G3 高级别
Ⅲ A	T2	N0	M0	G2、G3 高级别
Ⅲ B	T3、T4	N0	M0	G2、G3 高级别
Ⅳ	任何T	N1	M0	任何G
Ⅳ	任何T	任何N	M1	任何G

N（Lymph node）区域淋巴结		M（Metastasls）远处转移	
N0	N1	M0	M1
无区域淋巴结转移	有区域淋巴结转移	无远处转移	有远处转移

三、治疗

（一）原发PTB局部治疗

1. 手术治疗　手术治疗是原发PTB的首选治疗方案。良性PTB的手术方案与乳腺纤维腺瘤（FA）大致相同，行乳腺肿瘤切除术即可。对于乳房条件允许的交界性或恶性PTB患者，肿瘤局部扩大切除应作为首要考虑的手术方式。

交界性和恶性PTB手术首选局部扩大切除术，须保证病理明确的切缘阴性，切缘阴性宽度≥1cm最佳但非必需；对于不能获得阴性切缘的患者（如再次扩大切除仍切缘阳性或肿瘤过大者），应选择全乳切除术；如全乳切除仍无法获得阴性切缘，根据NCCN指南推荐，可参考后续推荐考虑术后放射治疗（简称放疗）。

不建议常规对PTB患者进行腋窝淋巴结分期手术。如恶性PTB患者术前影像检查（如腋窝淋巴结超声或PET/CT等）提示腋窝淋巴结结构异常可疑转移，建议应术前行腋窝淋巴结穿刺活检明确转移可能。

对于需进行全乳切除的恶性PTB患者，如患者有乳房重建的意愿，需在做好术前评估、充分告知复发风险并确保肿瘤切除干净的前提下谨慎（或延期）选择乳房重建手术。

2. 放疗　良性PTB患者仅需进行手术治疗以及术后定期随访，无须其他辅助治疗。

对于肿瘤最大径＞5cm并接受保乳手术的恶性PTB患者，可结合患者情况考虑术后辅助放疗。

（二）原发PTB系统性治疗

结合NCCN指南及ESMO软组织肉瘤指南，不建议对原发恶性PTB患者进行术后辅助化疗或辅助靶向治疗。对恶性PTB使用内分泌治疗目前暂无报道，由于ER、PR仅在上皮细胞中表达，而被认为是恶性成分的间质细胞不表达ER、PR。因此，内分泌治疗在PTB临床治疗中有一定局限性，不建议对恶性PTB进行内分泌治疗。全身的系统性治疗仅在复发转移和晚期恶性PTB患者中考虑使用。

（三）复发转移PTB局部治疗

1.复发转移PTB局部治疗　良性PTB局部复发后应再次行切缘阴性的局部扩大切除术，术后定期复查。交界性和恶性PTB无远处转移的局部复发者仍首选手术治疗。

2.复发转移PTB系统性治疗　恶性PTB发生远处转移者预后较差，平均总生存期仅10.7～11.5个月，治疗需参考软组织肉瘤进行综合治疗。其治疗方案的制订非常复杂，应进行多学科联合诊治。根据ESMO软组织肉瘤诊治指南，如患者转移病灶均能切除（如单个肺内转移），其治疗仍以手术尽可能切除病灶为主，术后根据患者情况进一步化疗。如转移灶不可切除或难以切净，则应进行解救化疗。

结合ESMO指南，对于转移性恶性PTB患者，在蒽环类药物的基础上加用异环磷酰胺可能是最好的选择。对于已进行一线化疗但病情仍进展的转移性恶性PTB患者，可尝试二线用药或纳入一些临床试验。对恶性PTB的免疫治疗目前并无明确的临床获益，仅可作为晚期多线治疗失败后的试验性应用。

四、PTB的预后和随访

1.预后及影响因素　PTB患者复发多发生于术后2年内，并且有研究报道，随着PTB的复发，其组织学分级可发生变化，良性、交界性肿瘤复发后可发展为恶性肿瘤，但也有少数恶性肿瘤复发后降级为良性或交界性肿瘤。

2.随访　良性PTB患者术后随访复查与FA患者类似，而交界性及恶性PTB因其较高的复发、转移风险需要更为密切的监测。高级别恶性PTB患者通常在术后2～3年复发，而转移最常发生于肺部。因此，结合ESMO软组织肉瘤指南，对中、高级别恶性PTB患者术后2～3年内每3～4个月随访一次，之后每6个月随访一次直至5年，5年后1年随访一次；低级别恶性PTB及交界性PTB患者可术后2年内6个月随访一次，之后至少1年随访一次。每次随访的检查项目均应包括乳腺超声，恶性PTB患者应至少包括胸部X线片或胸部CT，其余全身检查应结合患者病情、经济条件及当地医疗条件决定。

（林晓斌）

第五节　乳腺炎性疾病

一、非哺乳期乳腺炎

非哺乳期乳腺炎（non-puerperal mastitis，NPM）是一组发生在女性非哺乳期、病因不明、良性、非特异性炎症性疾病，包括乳腺导管扩张症（mammary duct ectasia，MDE）/导管周围乳腺炎（periductal mastitis，PDM）、肉芽肿性小叶乳腺炎（granulomatous lobular mastitis，GLM）。近年来该病发病率呈明显上升趋势，虽然是一组良性疾病，但常规抗生素治疗效果不佳，多次手术后仍易复发，脓肿反复破溃形成窦道、瘘管或溃疡，严重影响生活质量，对广大女性身心健康造成伤害。

MDE/PDM与GLM有着相似的临床表现，但治疗方案截然不同，预后有别，加强这两种疾病的分类诊断对临床治疗策略的选择有重要指导意义，但目前临床医师对该病认识不统一，诊疗过程相当混乱。在临床实践中，医师应参考治疗原则和新进展并结合患者具体病情进行个体化处理。

（一）NPM致病因素

目前，引起该病的确切因素仍不明确。致病因素主要包括乳管阻塞、细菌感染、吸烟史（包括二手烟）、乳头内陷等。虽然没有确凿证据，但是临床专家们仍然倾向GLM是一类自身免疫相关的疾病，其发生还与泌乳因素、感染因素（尤其是kroppenstetii棒状杆菌感染）相关，其他可能的因素还包括创伤、体内激素水平、口服避孕药物、种族差异等。

（二）NPM的诊断

NPM缺乏诊断的金标准，主要结合临床表现、组织病理学和辅助检查进行综合分析，在排除乳腺结核和特异性肉芽肿性病变的基础上做出诊断。

1.临床表现　MDE/PDM发病可以影响各年龄段的成年女性，而GLM通常发生在生育期女性，尤其是哺乳后5年内。该类疾病临床主要表现为乳腺肿块和乳头内陷、乳头溢液、乳腺疼痛，其中乳腺肿块在慢性病变基础上可继发急性感染形成脓肿，终末期脓肿破溃可形成乳腺瘘管、窦道或者溃疡，经久不愈。

2.组织病理学检查　组织病理学检查是NPM分类诊断和确诊的主要依据，取材方法推荐空芯针穿刺活检（CNB），不建议行细针穿刺细胞学检查。MDE/PDM镜下可见乳腺导管高度扩张，囊腔内充满粉红色颗粒状浓稠物质；扩张导管周围可见淋巴细胞、浆细胞和中性粒细胞浸润。GLM最主要的特征表现为以乳腺小叶单位为中心的非干酪样肉芽肿，呈多灶性分布，大小不等，伴或不伴微脓肿。

3.辅助检查

（1）推荐检查项目：对所有疑诊为NPM的患者，乳腺超声是首选的检查方法。乳腺X线检查适用于乳腺肿块、乳头溢液、乳腺皮肤异常、局部疼痛或肿胀的患者，对于35岁以下，超声显示典型良性特征的患者，可不行该检查。另外，对怀疑NPM的患者应积极留取病原学标本，通过镜检或细菌培养的方法寻找病原微生物存在的证据，有条件者可行核酸测序鉴定未知病原菌。对于炎症急性期的患者还应监测血常规，尤其注意其白细胞总数和分类的变化。

（2）可选择的检查项目：无急性炎症表现的乳头溢液患者可选择乳管镜检查，检查中注意与导管内乳头状瘤、纤维囊性腺病和导管原位癌（ductal carcinoma in situ，DCIS）相鉴别。细胞学检查因取材量小且病理学来源不清楚，可作为NPM初步诊断参考，但不应作为最终诊断依据。磁共振成像（MRI）对NPM的诊断及鉴别意义不大，且检查费用高，可作为判断病灶的性质、范围以及评估治疗效果及随访的影像学检查手段之一，不建议作为NPM的常规检查项目。

（3）其他参考检查项目：如C反应蛋白（CRP）、红细胞沉降率（ESR）等炎症指标，IgG、IgM、IgA，抗核抗体谱等免疫指标，催乳素（PRL）等内分泌指标，风湿系列等。开展此类项目的检查，有助于明确NPM的病因，找出更经济、更合理有效的诊治方法。

（三）NPM 的治疗

1.药物治疗原则　使用广谱抗生素控制急性炎症反应。在未知感染菌种和药敏结果之前，对于处于急性炎症期的患者，可考虑采用大剂量糖皮质激素联合广谱抗生素治疗；获得药敏结果后，依药敏结果选用敏感的抗生素。但非急性期的患者需长期接受广谱抗生素治疗。

重视个体化治疗，根据病理学类型选择合适的药物，治疗过程中应注意对药物不良反应的监测并及时调整用药方案。结合药物治疗的效果在合适的时间选择适宜的手术方式。

2.MDE/PDM 的手术方案　目前，MDE/PDM 的治疗仍以外科手术为主，局限性的肿块和周围型病灶可直接行肿块或区段切除手术治愈。在病变急性期应使用广谱抗生素联合甲硝唑控制炎症反应，手术宜在无明显急性炎症表现、肿块稳定且局限时进行。手术原则是必须完整充分切除病灶，术中应注意彻底切除所有肉眼可见的病变组织，尽可能保证切缘阴性，否则容易复发。

对于单发或多发较小的肿物可行肿块切除术，周围型肿块、药物治疗效果不佳肿物残留者可行乳腺区段切除术。对于已形成小的单发脓肿者，专家组推荐试行穿刺抽吸，脓肿较大、多房脓肿及反复穿刺抽吸效果不佳者须行切开引流术，合并有基础病变（如乳头内陷）应手术纠正。而对于少数弥漫性病变，严重乳腺瘘管、窦道或者溃疡的患者，可行单纯乳房切除术，但要慎重选择。美容要求高的患者可Ⅱ期行乳房重建或假体置入术。

基于考虑存在非结核分枝杆菌（nontuberculous mycobacteria，NTM）感染，对反复发作形成窦道、病理学检查确诊为 MDE/PDM 的患者采用抗分枝杆菌治疗已成共识，但目前普遍缺少明确的病原学证据，因此，仍处于探索阶段。治疗方案可选择异烟肼（300mg，1 次/天）、利福平（450mg，1 次/天）、乙胺丁醇或吡嗪酰胺（750mg，1 次/天）。并根据细菌亚群和药敏试验调整用药。平均疗程为 9～12 个月，抗分枝杆菌治疗对于没有基础病变的 MDE/PDM 患者有较好的疗效，部分患者可因此免于手术，对于有多个严重乳腺瘘管或窦道，并与皮肤严重粘连形成较大肿块者，可以避免乳腺切除。治疗期间应注意监测药物性肝损害、听力下降、视力下降、高尿酸血症等不良反应。

3.GLM 的治疗方案　目前 GLM 的治疗以类固醇激素治疗为主。激素的给药剂量按泼尼松 0.75mg/（kg·d）计算，一般甲泼尼龙起始剂量 20mg/d，症状缓解可逐渐减量，通常每 1～2 周依次减量至 16mg/d、12mg/d、8mg/d、4mg/d，直至症状完全缓解或稳定。多数专家认为应先用激素缩小病灶，然后再手术，不但可切除病灶、减少复发，而且可保持乳房的美观。手术原则、手术时机及手术方式的选择同MDE/PDM。对于肿块局限者，单纯的类固醇激素治疗可有效地避免手术且具有更好的美容效果。

类固醇激素治疗过程中应注意不良反应，主要包括皮质功能亢进综合征（葡萄糖耐受不良、肥胖、骨质疏松及骨坏死等）、感染加重、诱发或加剧胃十二指肠溃疡等。

（四）难治性NPM的治疗策略

难治性NPM常表现为单个或多发乳腺脓肿，形成窦道及瘘管，也可累及皮肤和皮下形成溃疡，多次治疗后仍反复发作，迁延不愈。对于此类患者仍应先获取病理学诊断，对病理学诊断明确的MDE/PDM患者，可先尝试给予三联抗分枝杆菌药物，待病变局限或者瘘管闭合后视情况行肿物切除或瘘管切除术以减少复发。对病理学类型明确的难治性GLM患者，可使用免疫抑制剂，推荐使用甲氨蝶呤（methotrexate，MTX）。MTX的剂量及使用疗程尚未统一，文献推荐在7.5～20.0mg/周，每天需联合应用口服叶酸，预防出现叶酸缺乏综合征，治疗过程中还应注意复查MTX引起的间质性肺炎。待病灶缩小或稳定后联合手术治疗。部分患者病理学诊断不典型，MDE/PDM与GLM鉴别困难，可多部位取材重复病理学检查，仍不能明确者可试行抗分枝杆菌联合类固醇激素治疗。对于多个瘘口或者瘘口与乳腺皮肤粘连严重形成较大包块者及上述药物治疗效果不佳者，在充分征得患者及其家属同意后可行单纯乳房切除术，美容要求较高的患者可Ⅱ期行乳房再造或假体置入术。

NPM病因不明，临床过程复杂多变，全面认识其病理发展过程是诊治的关键，从而可根据该病不同的发展阶段和临床病理特点，采取相应的治疗对策。NPM诊治专家共识制定是为了规范医疗工作，在临床应用中不能将临床诊疗模式化，应根据患者的病情、不同的需求、进行个体化的处理，并不断完善诊治流程，从而进一步提高诊治水平。

二、乳腺结核

乳腺结核（breasttuberculosis，BTB）又称结核性乳腺炎（tuberculousmastitis，TM），是一种极为罕见的疾病，最常见于年轻的经产妇和哺乳期妇女，在男性和老年女性中也偶有发病报道。因为具有不利于结核杆菌生存和增殖的内环境，乳腺组织对结核杆菌的侵袭具有较强的抵抗能力。所以，BTB 的临床表现复杂且没有特异性，很难与乳腺癌、乳腺硬化性腺病等其他乳腺疾病相鉴别，导致误诊率较高。

（一）发病机制

目前已报道和发现的发病机制主要分为原发性和继发性两类。原发性 BTB 非常罕见，发病途径是乳头开口处侵入细菌，经由乳导管感染扩散；或直接从乳房皮肤的破损处侵入。继发性 BTB 的发病更常见，主要是通过以下 3 个途径：①邻近组织器官结核病的直接扩散，如胸骨、肋骨、胸膜、纵隔结核病灶的蔓延扩散均可能导致；②同侧腋窝、颈部、胸部、锁骨上、锁骨下淋巴结结核，经由淋巴管扩散导致；③血行性播散。其中继发性 BTB 通过第 1、2 途径感染最为常见。

（二）分类分型

根据 BTB 的临床表现和治疗分为 3 型：结节型、播散型和乳腺脓肿型。有学者还报道了两个特异的 BTB 临床分型：硬化型和闭塞性乳腺炎。

（三）诊断

结核分枝杆菌涂片阳性和（或）培养阳性是 BTB 诊断的"金标准"。但是，BTB 是一种不同于肺结核的、致病菌量非常小的肺外结核病。因此，用于诊断肺结核的检测技术对 BTB 往往没有足够的诊断价值，这也是 BTB 容易误诊的重要原因。静脉血结核感染 γ 干扰素释放试验（interferon gamma release assays，IGRAs），在近 10 余年来，被认为是更优于 TST 的检测结核感染的方法，它具有更好的特异性。但将 IGRA 应用于 BTB 的诊断仅见于很少的几篇报道，这是因为一方面 IGRA 阳性结果不能区分潜伏结核感染和活动性结核病，另一方面有报道 BTB 确诊病例中 IGRA 阳性的比例不高。但在潜伏结核感染率很低的西方发达国家，当病原学和病理检测结果均为阴性时，IGRA 在诊断 BTB 时仍然有很大的价值。

乳腺钼靶摄片和超声检查在 BTB 的鉴别诊断中也缺乏特异性的特征，价值有限。但超声检查对于探查病灶性质及部位，引导活检、细针穿刺或经皮脓肿引流术具有不可替代的价值。其他影像学检查，如 CT 和磁共振成像（MRI）可以显示乳腺外病变程度，并有助于制订适当的治疗计划，因此具有一定的价值。

（四）鉴别诊断

BTB主要的鉴别诊断分两大类：①肿瘤性疾病，如纤维腺瘤、乳腺癌；②炎症性疾病，如IGM、结节病、乳腺韦格纳肉芽肿和乳腺巨细胞动脉炎、真菌感染和脂肪坏死、布鲁氏菌病、放线菌病等。

结节型BTB易误诊为乳腺癌，但BTB多有局部疼痛症状，而局部疼痛在乳腺癌中非常罕见。但是，BTB的确诊并不一定能排除伴发乳腺癌；有学者曾报道过BTB与乳腺癌并存于一侧乳房的病例。BTB与IGM的鉴别非常困难，IGM特指找不到病因的慢性肉芽肿性乳腺炎，它是一种良性病变，FNAC是其早期诊断的至关重要的环节，但当FNAC不足以分辨两者时，诊断性抗结核且拒绝联用糖皮质激素的治疗可能有助于鉴别诊断。但这需要临床医师充分评估风险后谨慎进行。

（五）治疗

BTB没有特定的抗结核治疗方案，最优的治疗疗程并不确定，也缺乏评估疗效的客观标准。最常见的方法是联合使用2个月的异烟肼、利福平、吡嗪酰胺和乙胺丁醇和10个月的异烟肼及利福平。BTB的治疗以内科治疗为主，15%～40%的患者需要手术联合治疗，需要手术的病例主要集中在诊断延误数月之久，且脓肿已经形成窦道和瘘管等状况的患者。

手术方式一般为局部小手术，如冷脓肿的切排和窦道、坏死组织的切除术；约有4.6%的患者需要行根治性手术，如一侧乳腺全切术或次全切除术，根治性手术的指征为广泛性的乳腺溃疡伴疼痛和乳腺腺体的完全坏死。BTB避免手术的关键在于早期诊断和治疗。

BTB治疗后的总体预后良好。

（林晓斌）

第六节　乳房发育异常与畸形

一、副乳

副乳是指除了一对正常乳房外的多余乳房，常见于腋下和腋前，也可出现在正常乳房的四周、腹部、腹股沟等部位。有乳腺及乳头的副乳被称为完全副乳，而有乳腺无乳头、有乳头无乳腺的副乳被称为不完全副乳（图2-4）。

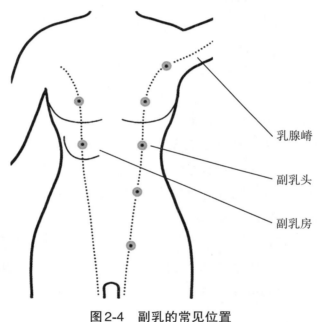

乳腺嵴

副乳头

副乳房

图2-4　副乳的常见位置

在胚胎时期，自腋窝至腹股沟，每个胎儿都有6～8对乳腺始基，到出生之前，只有胸前的一对会发育成乳房，其他乳腺始基会退化。如果退化不完全就会形成副乳，所以从腋窝至腹股沟都有可能出现副乳。

副乳大小不一，症状因人而异，主要表现有腋下或腋前出现肿胀或隆起，有些除隆起外还有乳头。副乳受雌激素和孕激素的影响，也可能出现与正常乳房相同的病理问题，例如感染、纤维囊性变化，甚至副乳癌变。大多数患者常没有任何感觉，有些患者在月经前会有胀痛感。当发生副乳腺痛时，副乳部位出现凸出于皮肤表面、与皮肤粘连、边界不清的肿块。肿块无疼痛，但能在短期内迅速增大。有乳腺组织但无乳头的副乳只表现为皮肤肿胀、隆起，按压时可以摸到较韧的肿块，不会出现乳汁分泌。

副乳不可自行消失，只有手术治疗才能切除。当无并发症出现时，副乳大多不影响正常生活，不需要手术治疗。副乳较大或出现疼痛、泌乳、溢液等严重影响日常生活及副乳可疑恶变时应考虑手术治疗。副乳头出现溢乳时，处理原则同正常乳头溢乳一致。

副乳的一般处理包括减少衣物摩擦、预防副乳乳头感染等。患者应选择合适的内衣，避免摩擦副乳。如果出现副乳泌乳、溢液，应避免挤压、揉搓，保持副乳乳头部位清洁卫生，及时就医评估；如果副乳增大、胀痛，应避免挤压、按摩、过度牵拉患侧肢体，及时就医评估。副乳的手术治疗包括副乳切除术、脂肪抽吸术、微创旋切术等。

二、乳房发育不良

乳房发育不良是一种以腺体组织缺少、乳头正常为主要特征的乳房发育异常疾病。乳房发育不良多为先天因素导致，也可由青春期内分泌紊乱、束胸、胸部瘢痕挛缩等引起。特纳综合征中的性腺发育不全、产生雄激素的各种肿瘤、青春期前或围青春期的甲状腺功能减退症和垂体性腺功能减退症能够减少雌激素分泌、增加雄激素分泌或使得乳腺组织对雌激素不敏感，最终导致患者双侧乳房发育不良。单侧乳房发育不全可能与波兰综合征、前胸椎发育不全有关。束胸、胸部瘢痕挛缩以物理因素直接限制乳房的发育生长。

对于发育不良的乳房，视诊可见胸部平坦或稍有隆起，触诊无法触及乳腺或仅可触及少量乳腺，但乳头正常。单侧乳房发育不良也表现为双侧乳房不对称（图2-5）。

乳房发育不良以手术治疗为主，通过隆胸术达到美化乳房外观的目的。少部分由后天因素导致的乳房发育不良，可先尝试通过治疗原发疾病、补充雌孕激素、加强营养、增加锻炼等方式来治疗，若保守治疗效果欠佳，也可考虑行手术治疗。

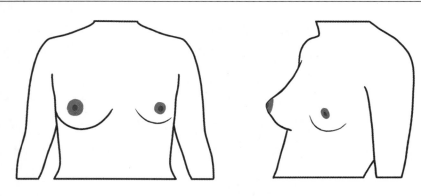

图2-5 乳房发育不良

三、乳房肥大

乳房肥大又称巨乳症，可为单侧或双侧。肥大的乳房不美观，还可能引起颈肩背痛、弯腰驼背及胸部皮肤疾病，影响患者生活质量及身心健康（图2-6）。

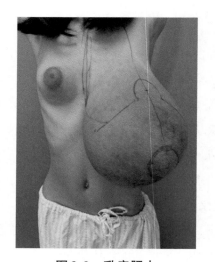

图2-6 乳房肥大

乳房肥大的病因分为乳腺过度发育或脂肪过度堆积。青少年增生性乳腺异常可引起乳房肥大。另外，乳房脂肪的过度堆积也可引起青少年乳房肥大。有研究表明，在乳房快速增大期，青少年乳房肥大患者的雌激素、孕酮、促性腺激素和生长激素水平维持正常，目前认为发病机制可能是乳腺组织雌激素受体高度敏感或雌孕激素比例异常。脂肪堆积性乳房肥大常见于各种原因导致的肥胖。

乳房肥大的一般处理：选用合适的乳罩将乳房提起固定于胸壁；日常避免长时间站立，加剧胸背部压力；勤换洗衣物，以免汗液积聚，细菌繁殖，导致局部出现皮肤疾病；针对与体重相关的巨乳症患者，控制体重可能在一定程度上控制乳房体积。

乳房缩小成形术是乳房肥大的主要治疗手段，由皮肤切除术和乳房实质切除术两部分组成。在手术前，乳房大小应稳定12个月，以达到最佳的整形效果，尽可能防止术后复发。乳房稳定一般发生在月经初潮后2～3年，而肥胖患者的乳房大小往往直到月经初潮后9年才能稳定。

四、乳头形态异常

乳头偏小一般是遗传因素导致，也可能与外伤、炎症或者胸罩太紧导致乳头血供不足有关。若是乳腺及乳头过小，有可能导致哺乳时婴儿含接不良。

乳头内陷是女性乳房常见的畸形症状之一，正常的乳头突出于乳晕，若乳头低于乳晕平面则可诊断为乳头内陷，严重者乳头外观缺失，完全陷于乳晕平面之下，呈火山口样畸形。乳头内陷一般为遗传因素导致，也可由外伤、炎症、肿瘤等引起。

乳头内陷可以分为Ⅰ、Ⅱ、Ⅲ度（图2-7）。Ⅰ度是指轻微挤压乳晕皮肤即

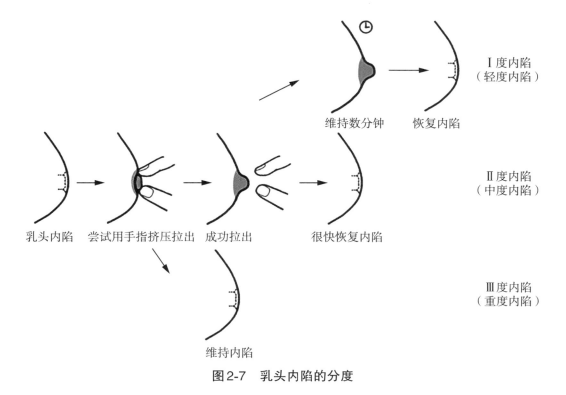

图2-7 乳头内陷的分度

可轻松拉出乳头，保持几分钟后恢复内陷状态。Ⅱ度是指乳头需用力拉出，但很快就会恢复内陷状态，最常见。Ⅲ度是指乳头没有突出，且埋于皮肤水平之下，用最大力气也不能将乳头拉出。Ⅰ、Ⅱ度也称为假性内陷，Ⅲ度也称为真性内陷。

产妇乳头内陷常使婴儿不能进行有效吮吸，会影响婴儿对初乳的摄取。另外，婴儿暂时吮吸不到乳头，往往使母亲哺乳的信心下降，直接影响了早期母乳喂养。若乳汁淤积伴发细菌感染，还可以发展成急性化脓性乳腺炎，这样不但不能继续哺乳，还会影响到产妇与婴儿的健康。因此，产前纠正和产后指导对于防治乳头内陷十分重要，应重视产前常规检查，及时发现乳头内陷情况，并给予相应处理。

乳头内陷的处理包括保守治疗及手术治疗，保守治疗的内容见第3章第二节。关于手术治疗，目前最常用的方式为切开法，又称乳头或乳晕下组织瓣，该方法能即刻矫正乳头内陷，复发概率小且术后缺血坏死的概率小，术中需完全切断乳腺导管，松解凹陷乳头，组织瓣填充乳头根部，并在乳头根部做紧缩缝合，防止乳头回缩。值得强调的是，该治疗方法会导致哺乳功能丧失，计划母乳喂养的群体应当采取保守治疗。

（隋础阳）

第七节　乳　腺　癌

一、定义

乳腺癌是乳腺上皮细胞在多种致癌因子的作用下，发生增殖失控的现象。2020年全球乳腺癌新发病例高达226万例，占据全部新发癌症总数的11.7%，超过了肺癌的220万例，乳腺癌正式取代肺癌，成为全球发病率最高的恶性肿瘤。据最新的研究报道，中国乳腺癌年发病人数为42万例。早期乳腺癌症状多不明显，常表现为乳房肿块、乳头溢液、腋窝淋巴结肿大等；晚期乳腺癌可因癌细胞远处转移至多个器官，直接威胁患者生命。

二、危险因素

乳腺癌的高危因素主要包括以下几个方面。

1.遗传因素　乳腺癌有明显的遗传倾向，特别是直系家属（如母亲、姐妹）中有人患乳腺癌者，发病风险是普通人群的2～3倍。存在下列情况之一者被认为是罹患乳腺癌高危人群：①一级亲属有乳腺癌或卵巢癌史；②二级亲属50岁前，患乳腺癌2人及以上；③二级亲属50岁前，患卵巢癌2人及以上；④至少1位一级亲属*BRCA1/2*基因发生遗传突变，或自身*BRCA1/2*基因遗传突变。迄今业已证实，约10多个易感基因的致病性胚系突变与乳腺癌遗传易感相关。结合国外研究及中国的人群数据，目前认为*BRCA1*、*BRCA2*、*TP53*和*PALB2*是高度外显率的乳腺癌易感基因，携带上述基因的突变，增加至少5倍以上的乳腺癌发病风险；而其他的一些中度外显率的乳腺癌易感基因，如*CHEK2*、*ATM*等，增加2～4倍乳腺癌发病风险。

2.生殖因素　月经初潮早（＜12岁）、绝经晚（＞55岁）会增加患乳腺癌的风险，因为乳腺组织暴露于雌激素的时间更长。未育、晚育（第一胎足月生产在35岁以后）或未哺乳的女性患乳腺癌的风险较高。

3.激素因素　无论是否绝经，内源性雌激素水平较高者的乳腺癌风险都更高，尤其是激素受体阳性乳腺癌。对于绝经后女性，多项研究均发现激素水平（如雌二醇、雌酮）增加与乳腺癌风险增加之间存在关联。

4.哺乳　多项病例对照研究、队列研究及meta分析显示哺乳可降低罹患乳腺癌发生风险，作用大小取决于哺乳时长和产次。对47项流行病学研究约50 000例浸润性乳腺癌女性和97 000例对照者的个人数据进行大型汇总分析，结果提示每哺乳12个月，乳腺癌的相对危险度下降4.3%。

5.良性乳腺疾病　包括多种病理类型，某些良性乳腺疾病（如不典型增生或小叶原位癌）会增加患者将来发生乳腺癌的风险。某些增生性病变（非典型性增生、乳管内乳头状瘤等）会使乳腺癌风险增至普通人群的1.5～2倍。

6.生活方式和环境因素　多项研究都显示吸烟者的乳腺癌风险轻度增加，饮酒是明确的乳腺癌危险因素，长期摄入高脂肪、高热量的食物和肥胖可能会增加乳腺癌的风险。缺乏运动或久坐不动的生活方式可能与乳腺癌风险增加有关，观察性研究高度提示体育锻炼与乳腺癌风险降低有关。长期处在污染较大的环境中或经常受到辐射，都可能导致基因突变，诱发乳腺癌，电离辐射与乳腺癌之间也有明确的关系，增加暴露剂量后可观察到乳腺癌发病风险增加。

乳腺癌的病因和发病机制十分复杂，是遗传因素、生活方式和环境暴露等多种因素及其相互作用的结果。以上列出的高危因素并不是绝对的，每个人的情况都是独特的。对于存在高危因素的人群，建议定期进行乳腺检查，以便及时发现并治疗乳腺疾病。同时，保持健康的生活方式，如均衡饮食、适度运动、避免不良习惯等，也有助于降低乳腺癌的风险。

三、检验检查

（一）体格检查

癌性病变的典型特征是有质硬、固定不动且边缘不规则的肿块。

（二）影像学检查

1.乳腺X线检查　乳腺X线摄影是早期检出乳腺癌的主要影像学技术，因为它是目前公认的可降低乳腺癌相关死亡率的唯一乳腺影像学检查方法。钼靶摄影可在出现癌症临床表现前1.5～4年检出癌症。乳腺癌的典型X线钼靶摄影结果包括软组织肿块或密度影，以及可疑的微钙化灶。最具特异性的特征是边缘毛刺样高密度肿块，其为浸润癌的可能性近90%。

2.磁共振（MRI）　常用于筛查乳腺癌高危女性。虽然几乎所有浸润性乳腺癌都会在钆增强MRI上强化，但MRI的特异性不足以排除活检需求。乳腺癌的MRI特征包括不规则或毛刺样肿块边缘、不均匀的内部强化及环形强化。增强MRI显示非肿块强化也有可能提示浸润癌，尤其是强化伴有团块病变或显示区段性分布时。

（三）超声波检查

乳房超声常用于鉴别良性与恶性肿瘤。恶性肿瘤的超声特征包括低回声；内部钙化；声影；病变高度与宽度比值＞1；毛刺样、模糊或成角边缘。

（四）实验室检查

肿瘤标志物检测：乳腺癌的肿瘤标志物检测在乳腺癌的诊断、疗效评估及复发预警中起着重要作用。癌胚抗原（CEA）在正常人体中含量较低，而乳腺癌患者可能呈现异常升高的现象；糖类抗原 153（CA153）正常水平通常为 0 ～ 30U/ml，但在乳腺癌患者中可能会显著升高；糖类抗原 125（CA125）的正常水平因个体差异而异，但在乳腺癌患者中可能呈现不同程度的升高。

四、诊断与分型

乳腺癌通常发生在外上象限，其乳腺组织较为丰富。肿块通常由患者自行发现，乳腺癌筛查的日益普及及乳腺 B 超、乳腺 X 线检查的应用提升了乳腺癌由筛查发现的比例。隐匿性乳腺癌常以腋窝肿块形式发现，往往不伴有症状。

乳腺 X 线检查是临床乳腺癌筛查的主要方法。一些中国学者也认为乳腺超声是重要的补充筛查手段。乳房 X 线检查发现的癌症中 10% ～ 50% 是不可触及的，而体格检查发现的癌症中有 10% ～ 20% 是 X 线检查未发现的。筛查目的在于早期发现肿瘤较小、分期较早的乳腺癌。研究数据显示，每年接受乳房 X 线检查的 50 岁及以上女性，乳腺癌相关死亡率降低了 20% ～ 30%；40 ～ 49 岁接受筛查的女性死亡率降低了 45%；但 40 岁以下女性的筛查效果仍有争议，因此，指南推荐所有女性从 40 岁起每年进行乳房 X 线检查，并每 1 ～ 2 年进行一次临床乳腺检查。此外，超声检查也被证明是有效的筛查方式。有其他高危因素的女性，乳腺癌筛查起始年龄可降至 30 岁。

当触及乳腺肿块时，必须考虑癌症的可能，结合检查、检验结果，必要时应进行活检以明确诊断。乳腺活检的假阳性和假阴性结果值得关注。有文献报道，临床上考虑恶性的病变，在组织学检查中有 30% ～ 40% 实际为良性。相反，约 25% 临床上看似良性的病变，在活检时被诊断为恶性。

（一）乳腺癌诊断金标准

病理学检查是确诊乳腺癌的金标准。目前提倡的诊疗模式让患者充分参与决策，告知各种活检方式的利弊。常见的乳腺病理检查方式有以下 3 项。

1. 细针穿刺细胞学检查（FNAC）　通常是可触及的肿块在超声引导下使用 20 或 22 号针进行。该技术具有较高的诊断准确性，较低的假阴性率和假阳性率。有研究指出 FNAC 的假阴性率在 10% ～ 15%，假阳性率一般小于 1%，需要注意的是样本不足约占 FNAC 活检的 15%。有学者认为 FNAC 不能作为乳腺癌诊断的绝对金标准。

在年轻女性中，影像学和查体均提示为良性肿块的乳腺病变。FNAC 提示为乳腺纤维腺瘤者可作为不切除观察随访的选择。FNAC可用于囊性病变抽吸液体，特别是对于影像学高度良性的囊性病变。对于乳腺囊肿，如果液体无血且囊肿在抽吸后消退，则可不行细胞学检查。

2. 空芯针穿刺活检（CNB） 可用于可触及和不可触及的乳腺肿块。对可触及的可疑肿块建议行CNB而不是FNAC，其优点是可以获得更多的组织用于诊断，还可行免疫组化明确乳腺癌的分型。明显的囊性肿块可行FNAC行抽吸，其余可疑肿块均建议行CNB。对于不可触及的乳腺肿块，CNB通常在乳腺X线或超声指导下进行。MRI检测到的病变可以在MRI指导下进行活检。超声检查最常用于对不可触及的病变进行CNB，因为它比乳腺X线定位活检侵入性更小，成本更低。带负压辅助的设备通常可以取出更多的病变组织。标记夹可用于标记活检部位，并在需要进一步治疗时提供引导。

3. 开放手术活检 如FNAC或CNB显示交界性病变，如非典型导管增生（ADH）或小叶原位癌（LCIS），则应进行开放手术活检。如果CNB结果与临床表现不一致，也应进行开放手术活检。在进行乳腺癌治疗之前，应获得明确的肿瘤组织病理学诊断。开放手术活检可以在门诊局部麻醉下进行。

（二）乳腺癌的病理学分型

乳腺癌可能发生在各级乳腺导管或小叶中，可以是原位癌（导管原位癌）或浸润性癌（浸润性导管癌、浸润性小叶癌）。浸润性导管癌的形态学亚型包括非特殊类型、小管癌、髓样癌和黏液癌等。

浸润性导管癌的非特殊类型占所有浸润性肿瘤的80%，其余20%为小叶癌和浸润性导管癌的特殊类型。特殊类型的浸润性导管癌，通常占所有浸润性癌症的近10%，主要包括髓样癌、黏液癌、小管癌、腺样囊性癌等。髓样癌占乳腺癌的5%～8%，生长较慢、侵袭性较低，即使存在腋窝转移，预后也相对较好；黏液（胶体）癌和小管癌都是分化良好的乳腺癌，很少转移到腋窝淋巴结，预后通常比浸润性导管癌好。腺样囊性癌是一种极为罕见的乳腺肿瘤，其组织学特征与唾液腺肿瘤相似，分化良好且转移缓慢。

（三）乳腺癌的分子分型

随着对乳腺癌的认识不断加深，根据乳腺癌是否有特定基因突变、雌激素、孕激素受体状态等将乳腺癌分为五大类型：Luminal A、Luminal B（HER-2阴性）、HER-2阳性型（HR阴性）、HER-2阳性型（HR阳性）和三阴型（表2-3）。三阴型占乳腺癌分型的10%左右，有中国学者认为可以将三阴型进一步细分。

表2-3　乳腺癌分子分型

分型	指标			
	HER-2	ER	PR	Ki-67
Luminal A	–	+	+且高表达	低表达
Luminal B（HER-2阴性）	–	+	低表达或–	高表达
HER-2阳性（HR阴性）	+	–	–	任何
HER-2阳性（HR阳性）	+	+	任何	任何
三阴型	–	–	–	任何

（四）乳腺癌的生长方式

乳腺癌细胞的生长潜力和患者对恶性肿瘤的免疫反应因个体差异而显著不同。有研究显示在人体中乳腺癌细胞的倍增时间，快者仅需要几周，而缓慢生长的肿瘤可能需要数月甚至数年。假设乳腺癌的倍增时间恒定（如100d），从单个发生基因突变的细胞发展到1cm大小的肿瘤约需要8年。

现在认为，即使在乳腺癌发生早期，肿瘤细胞也能通过血液及淋巴系统进行远处转移。由于临床前肿瘤生长阶段较长，且浸润性病变易于通过血液及淋巴系统播散，乳腺癌专科医师通常将乳腺癌视为一种全身性疾病。尽管理论上乳腺癌可能早期转移，但肿瘤在远处器官中的生长能力和机体对肿瘤细胞的免疫反应可能会抑制转移的发生，因此早期乳腺癌的远处转移并不常见。大多数早中期乳腺癌患者可以通过手术和全身系统治疗达到治愈。即便是淋巴结转移的患者，也有50%的概率能够完全治愈。认为乳腺癌是全身性疾病而无法治愈的观点是错误的。

（五）乳腺癌的分期

乳腺癌诊断明确后，应确定该疾病的临床分期。美国癌症联合委员会（AJCC）的肿瘤–淋巴结–转移（TNM）系统是最为公认的分期方法。TNM系统可分为临床分期和术后病理分期，具体见表2-4和表2-5。

表2-4　临床分期

T	原发瘤	N	区域淋巴结
T_0	原发癌瘤未查出	N_0	同侧腋窝淋巴结不肿大
T_{is}	原位癌	N_1	同侧腋窝淋巴结肿大，但可推动
T_1	癌瘤长径≤2cm	N_2	同侧腋窝淋巴结融合，或与周围组织粘连
T_2	2cm≤癌瘤长径≤5cm	N_3	同侧胸骨旁淋巴结、锁骨上淋巴结转移
T_3	癌瘤长径≥5cm	M	远处转移
T_4	癌瘤大小不计，但侵及皮肤或胸壁，炎性乳腺癌	M_0	无远处转移
		M_1	有远处转移

表2-5　术后病理分期

0期		$T_{is}N_0M_0$
Ⅰ期		$T_1N_0M_0$
Ⅱ期	ⅡA期	$T_0N_1M_0$、$T_1N_1M_0$、$T_2N_0M_0$
	ⅡB期	$T_2N_1M_0$、$T_3N_0M_0$
Ⅲ期	ⅢA期	$T_0N_2M_0$、$T_1N_2M_0$、$T_2N_2M_0$、$T_3N_{1-2}M_0$
	ⅢB期	$T_4N_0M_0$、$T_4N_1M_0$、$T_4N_2M_0$
	ⅢC期	任何T，N_3M_0
Ⅳ期		任何T，任何N，M_1

五、治疗

（一）治疗前评估

乳腺癌治疗前的检查因疾病的不同阶段而异。对于大多数小肿瘤、临床淋巴结阴性、无转移证据的患者，术前评估通常包括双侧乳腺X线摄影、胸部X线检查、血常规和筛查性血生化检查。对于临床Ⅱ期淋巴结阳性的患者，建议进行骨扫描，但腹部CT扫描仅在症状或实验室结果提示异常时才进行。临床Ⅲ期或Ⅳ期疾病的患者应同时进行骨和肝扫描。PET扫描作为乳腺癌全身扫描手段，其在检测骨转移方面的准确性并不高，而骨转移是乳腺癌最常见的转移方式。

（二）乳腺癌的手术治疗

自20世纪起，乳腺癌的手术治疗逐渐规范。目前常见的乳腺癌手术方式如下。

1.根治性乳腺切除术　基于乳腺癌是局部浸润过程的理论，从乳腺癌的发生来看，肿瘤细胞逐步从乳房扩散至淋巴结和远处器官，所以，根治性手术包括切除整个乳房、后方胸肌和区域腋窝淋巴结。但研究发现，这种扩大手术并不能提高总体生存率，随着循证医学的发展，根治性乳腺切除术已非常规手术，除非肿瘤直接侵犯至胸肌。

2.改良根治性乳腺切除术　相较于根治性乳腺切除术，切除方式相似，但保留了胸大肌，腋窝淋巴结清扫和皮肤切除范围较小。具有相同的生存率，但有更好的功能和美学效果，已取代了传统的根治性乳腺切除术。

3.单纯乳房切除术　包括切除整个乳房、乳头和乳晕复合体，但不包括后方肌肉和腋窝淋巴结。此术式的局部控制率与根治性或改良根治性乳腺切除术相当，但腋窝复发风险较高。随着前哨淋巴结活检的增加，单纯乳房切除术的应用正日益增多。

4.保留乳头-乳晕复合体的皮下腺体切除术　早期乳癌或预防性切除的患者可以选择行保留皮肤乳房切除术（SSM），或同时去除乳头-乳晕复合体（NAC），留下皮肤包膜以适应乳房重建；或者选择保留乳头-乳晕复合体的保留乳头乳房切除术（NSM）。目前，正在研究这两种手术方法在不同临床情况下的潜在效用和安全性。尽管尚未进行前瞻性随机试验，但回顾性研究表明NSM并不影响患者的生存率。

5.前哨淋巴结活检术　在20世纪90年代前哨淋巴结活检术引入之前，所有乳腺癌手术患者都常规进行了腋窝淋巴结清扫术，尽管手术后腋窝区域复发的风险低（1%～3%），但腋窝术后相应并发症的发生率高（30%）。广泛进行腋窝淋巴结清扫也导致了下肢淋巴水肿的普遍发生，有文献报道上肢淋巴水肿的风险从6%到30%不等。

1991年前哨淋巴结活检技术开始开展。前哨淋巴结被认为是肿瘤发生时最早发生转移的淋巴结。通过前哨淋巴结活检术可以预判腋窝转移情况。

有研究证实前哨淋巴结活检患者的长期乳腺癌相关无事件生存率（89.9%）与腋窝淋巴结清扫组患者的长期无事件生存率（88.8%）相似，这不仅证实了前哨淋巴结活检在腋窝分期方面与完全腋窝清扫一样有效，而且与腋窝清扫一样安全。由于前哨淋巴结活检术预测腋窝转移的准确性高，加上腋窝局部复发率低，同时手术并发症发生率低，使得前哨淋巴结活检术成为腋窝临床阴性乳腺癌首选的手术方式。

6.乳腺癌乳房再造术　随着生存率不断提高，乳腺癌患者的生活质量也在日益提升。乳房再造技术大致分为假体置入乳房再造和皮瓣移植乳房再造。

假体置入开展较早，患者创伤较少，是较为主流的乳房再造方式。皮瓣移植来自自体组织，分为邻位皮瓣和游离皮瓣，游离皮瓣需依靠显微外科缝合技术，皮瓣移植外形良好，质地自然，远期效果佳，但患者创伤较多，有皮瓣坏死风险，开展乳房再造技术前需与患者及其家属充分沟通。

（三）乳腺癌的放射治疗

放射治疗的历史相对较短，20世纪70年代后才逐渐和乳腺癌保乳手术结合而得到推广。20世纪90年代有研究表明，乳房切除术后放射治疗能将局部区域复发的风险降低20%，当时在Ⅱ期至Ⅲ期乳腺癌女性中，无论是否绝经，乳腺癌10年生存率均为10%。而在保乳手术和乳房切除术后接受放射治疗的女性中，局部复发的绝对风险降低。每避免4例局部复发，就能减少1例死亡，从避免了10%的乳腺癌患者的死亡。

但同时有研究认为，对于只有 $1\sim3$ 个受累腋窝淋巴结和 T_1 或 T_2 原发肿瘤的女性单纯乳房切除术和化疗的局部-区域复发率已低，化疗对于上述患者获益不明显，因此美国临床肿瘤学会的指南推荐对 T_3（肿瘤直径 $>5cm$）原发肿瘤和4个或更多腋窝淋巴结阳性的女性进行乳房切除术后放射治疗。进入21世纪，随着循证医学的发展，放射治疗的指征又有变化，对于少量淋巴结转移的患者，放射治疗也通常被考虑，但是对于部分小肿物，保乳手术后是否能豁免放射治疗是现在讨论的重点，这也是精准治疗的体现。

（四）全身治疗

1.化疗　化疗是乳腺癌治疗中不可或缺的一部分，尤其是对于那些无法接受手术或者手术后需要进一步治疗的患者。不同的化疗方案对乳腺癌患者的生存率和生活质量有不同的影响。

2.内分泌治疗　对于激素受体阳性的乳腺癌患者，内分泌治疗是一种有效的治疗手段。这类治疗方法主要针对雌激素受体（ER）和孕激素受体（PR）阳性的乳腺癌。

3.靶向治疗　对于HER-2阳性乳腺癌患者，曲妥珠单抗等靶向药物可以显著提高治疗效果。

4.其他治疗 包括免疫治疗、中医中药治疗及康复治疗等。免疫治疗是近年来乳腺癌的治疗热点，尤其对于三阴性乳腺应用更为广泛，以PD-1/PD-L1为靶点的免疫检查点抑制剂研究较多，治疗效果良好，此外乳腺癌疫苗、CAR-T等乳腺癌的免疫治疗也都在进一步研究中；乳腺癌的中医中药治疗已有多年历史，对于乳腺癌治疗过程的伴随症状取得较好疗效，是西医治疗的重要补充，传统中药制剂的乳腺癌抑制作用及其机制也是近年来的研究热点；随着乳腺癌治疗水平的提升，患者逐渐呈现慢病特征，康复治疗的重要性不断提升，主要关注于乳腺癌术后的功能障碍、心理、生育及营养问题等。

（五）晚期转移性乳腺癌的治疗

晚期转移性乳腺癌的治疗主要是姑息性治疗。在选择治疗方案时，通常会优先考虑患者的生活质量。妊娠或哺乳期间若确诊晚期乳腺癌，治疗原则基本为终止妊娠及结束哺乳，后续治疗与非妊娠及哺乳期患者一样。

（六）妊娠期乳腺癌

妊娠期乳腺癌是与妊娠有关的第2常见的恶性肿瘤，文献显示每3000名孕妇中约有1人罹患此病，仅次于宫颈癌。

妊娠期乳腺癌的治疗必须高度个体化，考虑因素包括患者的年龄、继续妊娠的意愿及整体预后。妊娠前3个月的辅助化疗可能对胎儿有致畸或致命风险，但在妊娠后期可能会考虑进行。终止妊娠不会改变早期乳腺癌患者的预后。

妊娠期乳腺癌治疗建议有以下几点。

（1）妊娠前3个月或中期诊断出的乳腺癌通常采用改良的乳房根治术治疗。前哨淋巴结活检在妊娠期间仍存在争议，使用"亚甲蓝"等染料是禁忌的，因为它属于妊娠C类药物。妊娠期是放射治疗的禁忌证。如需进行放射治疗应等到分娩后再开始。

（2）妊娠晚期的乳腺癌可选择保乳手术治疗、延迟至分娩后的放疗或改良的根治性乳房切除术来治疗。

（3）如果乳腺癌是在哺乳期被诊断出来，应终止哺乳并对癌症进行彻底治疗。

（4）晚期乳腺癌应采用姑息治疗。是否继续妊娠的决定应基于必要的治疗和母亲的愿望。

六、预防

乳腺癌是全球女性中最常见的恶性肿瘤之一，其发病率和死亡率都在逐年上升。尽管乳腺癌的治疗技术不断进步，但预防仍然是降低乳腺癌发病率和提高患者生存率的关键措施。

乳腺癌的危险因素包括遗传因素、激素水平因素、生活方式、环境因素，针对这些危险因素可采取一些预防措施，主要包括以下几方面。

（一）一级预防

一级预防是指通过减少或消除致癌因素，从而降低乳腺癌的发生率。具体措施包括以下3点。

1. 健康饮食 多食用富含纤维、维生素和矿物质的蔬菜、水果、全谷类食物，限制高脂肪和高糖食物的摄入。

2. 适量运动 每周至少进行150min的中等强度有氧运动，如快走、游泳或骑自行车。保持健康体重，避免肥胖，特别是绝经后女性，更应控制体重，以减少体内雌激素的合成。

3. 戒烟限酒 戒烟可以显著降低多种癌症的风险，适量饮酒或不饮酒也有助于降低乳腺癌的发生率。

（二）二级预防

二级预防主要通过早期筛查和早期诊断，发现早期乳腺癌并及时治疗，提高治愈率和生存率。常见的筛查方法包括以下4点。

1. 乳腺X线摄影 是目前最有效的乳腺癌筛查方法，建议40岁以上女性每1～2年进行一次乳腺X线摄影检查。

2. 超声检查 对乳腺组织致密的年轻女性，超声检查是一种有效的补充筛查手段。

3. 乳腺自检 女性应每月进行一次乳腺自检，了解自身乳腺的正常状态，及时发现异常。

4. BRCA基因检测 针对有家族史的高风险人群，进行BRCA1和BRCA2基因检测，可以早期识别遗传易感性。基因检测阳性者应定期进行更频繁的乳腺和卵巢癌筛查。

（三）三级预防

三级预防是针对已经确诊的乳腺癌患者，采取积极的治疗措施，防止疾病进展和复发，提高患者的生活质量。主要包括以下4点。

1.手术治疗　根据肿瘤的大小、位置和病理类型，选择保乳手术或全乳切除术。

2.放射治疗　用于消灭手术后残留的癌细胞，降低复发风险。

3.药物治疗　包括化疗、内分泌治疗和靶向治疗，根据患者的具体情况选择合适的药物。

4.康复护理　术后康复训练、心理支持和营养指导，帮助患者恢复身体功能，提高生活质量。

（四）预防性手术

对于 BRCA1 或 BRCA2 基因突变携带者，预防性手术是一种有效的降低乳腺癌和卵巢癌风险的措施。双侧预防性乳腺切除术可以显著降低乳腺癌的发生率，风险降低幅度高达90%以上。这种手术通常伴随乳房重建术，以改善患者的外观和心理状态。BRCA 基因突变者还具有较高的卵巢癌风险，因此建议在完成生育后考虑预防性卵巢和输卵管切除术。这不仅能显著降低卵巢癌风险，还能通过降低体内雌激素水平间接降低乳腺癌风险。

乳腺癌是一种严重威胁女性健康的恶性肿瘤，其预防工作至关重要。通过了解乳腺癌的危险因素，采取科学合理的预防措施，可以有效降低乳腺癌的发病率和死亡率。一级预防、二级预防和三级预防相结合，是乳腺癌防治的关键策略。未来，需进一步加强乳腺癌的预防研究，推动全民健康教育，提高女性的自我保健意识，全面提升乳腺癌的预防效果。

（滕　元　朱晓峰　何秀玲）

参考文献

[1] 高海凤，马祥君，汪洁，等. 乳腺导管探查术治疗乳汁淤积的效果. 中华乳腺病杂志（电子版），2013，7（3）：192-196.

[2] 雷莹，杜红雁. 乳腺导管内乳头状瘤的诊治分析. 中华普通外科杂志，2021，36（3）：196-199.

［3］李剑. 常见乳腺疾病诊断与治疗. 天津：天津科学技术出版社，2019：31-32.

［4］刘胜，王怡，吴春宇，等. 中西医结合临床诊疗乳腺增生专家共识. 中华中医药杂志（原中国医药学报），2023，38（3）：1159-1164.

［5］闫智清，马祥君，王青，等. 哺乳期急性乳腺炎的致病菌分布及其药敏特点. 中国综合临床，2014，30（7）：732-734.

［6］邵志敏，沈镇庙，徐兵河. 乳腺肿瘤学. 2版. 上海：复旦大学出版社，2018.

［7］Bogach J，Shakeel S，Wright FC，et al. Phyllodes tumors：a scoping review of the literature. Anna surg oncol，2022，29（1）：446-459.

［8］Brogi E，Krystel-Whittemore M. Papillary neoplasms of the breast including upgrade rates and management of intraductal papilloma without atypia diagnosed at core needle biopsy. Mod Pathol，2021，34（Suppl 1）：78-93.

［9］Chen P，Zhou D，Wang C，et al. Treatment and Outcome of 341 Papillary Breast Lesions. World J Surg，2019，43（10）：2477-2482.

［10］Goldbach AR，Tuite CM，Ross E. Clustered Microcysts at Breast US：Outcomes and Updates for appropriate Management Recommendations. Radiology，2020，295：44.

［11］Gultekin MA，Yabul FC，Temur HO，et al. Papillary lesions of the breast：addition of DWI and TIRM sequences to routine breast MRI could help in differentiation benign from malignant. Curr Med Imaging，2022，18（9）：962-969.

［12］Irusen H，Rohwer AC，Steyn DW，et al. Treatments for breast abscesses in breastfeeding women. Cochrane Database Syst Rev，2013（8）：CD010490.

［13］Jain AL，Mullins J，Smith JR，et al. Unusual recurrent metastasizing benign breast papilloma：a case report. Journal of medical case reports，2020，14（1）：33-37.

［14］Key TJ，Appleby PN，Reeves GK，et al. Steroid hormone measurements from different types of assays in relation to body mass index and breast cancer risk in postmenopausal women：Reanalysis of eighteen prospective studies. Steroids，2015，99：49.

［15］Kiran S，Jeong YJ，Nelson ME，et al. Are we overtreating intraductal papillomas? J Surg Res，2018（231）：387-394.

［16］Kulka J，Madaras L，Floris G，et al. Papillary lesions of the breast. Virchows Arch，2022，480（1）：65-84.

［17］Lawrence RA，Lawrence RM. Breastfeeding：a guide for the medical profession. 8th ed. Philadelphia：Elsevier，2016：56-63.

［18］Li A，Kirk L. Intraductal Papilloma. StatPearls Publishing，2022：25-70.

［19］Li GZ，Raut CP，Hunt KK，et al. Breast sarcomas，phyllodes tumors，and desmoid tumors：epidemiology，diagnosis，staging，and Histology-Specific management considerations. Am Soc Clin Oncol Educ Book，2021，41：390-404.

［20］Li X，Aho M，Newell MS，et al．Papilloma diagnosed on core biopsies has a low upgrade rate．Clinical Imaging，2020，60（1）：67-74.

［21］Ma W，Jin ZN，Wang X，et al．Clinical practice guideline for diagnosis and treatment of hyperplasia of the mammary glands：Chinese Society of Breast Surgery（CSBrS）practice guideline 2021．Chin Med J（Engl），2021，134（16）：1891-1893.

［22］Meares AL，Frank RD，Degnim AC，et al．Mucocele-like lesions of the breast：a clinical outcome and histogogic analysis of 102 cases．Hum Pathol，2016，49：33.

［23］Mullen R，Pollock AM，Ashton M，et al．Rapidly recurring cysts of the breast：caution needed．Br J Hosp Med（Lond），2016，77：599.

［24］Naeem M，Rahimnajjad MK，Rahimnajjad NA，et al．Comparison of incision and drainage against needle aspiration for the treatment of breast abscess．Am Surg，2012，78（11）：1224-1227.

［25］Ni Y，Tse GM．Papillary lesions of the breast - review and practical issues．Semin Diagn Pathol，2022，39（5）：344-354.

［26］Poehls UG，Hack CC，Wunderle M，et al．Awareness of breast cancer incidence and risk factors among healthy women in Germany：an update after 10 years．Eur J Cancer Prev，2019，28（6）：515-521.

［27］Popli MB，Gupta P，Arse D，et al．Advanced MRI techniques in the evalution of complex cystic breast lesions．Breast Cancer（Auckl），2016，10：71

［28］Quinn-Laurin V，Hogue JC，Pinault S，et al．Vacumm-assisted complete excision of solid intraductal/ intracystic masses and complex cysts：Is follow-up necessary　Breast，2017，35：42.

［29］Ramos V，Fraga J，Simoes T，et al．Intracystic primary squamous cell carcinoma of the breast：a challenging diagnosis．Case Rep Obstet Gynecol，2016，2016：6081634.

［30］Rella R，Romanucci G，Arciuolo D，et al．Multiple papillomas of the breast：a review of current evidence and challenges．Journal of Imaging，2022，8（7）：198.

［31］Siegel RL，Miller KD，Fuchs HE，et al．Cancer statistics．CA Cancer J Clin，2022，72（1）：7-33.

［32］Strode M，Khoury T，Mangieri C，et al．Update on the diagnosis and management of malignant phyllodes tumors of the breast．Breast，2017，33：91-96.

［33］Sung H，Ferlay J，Siegel RL，et al．Global cancer statistics 2020：GLOBOCAN estimates of incidence and mortality worldwide for 36 cancers in 185 countries．CA Cancer J Clin，2021，71（3）：209-249.

［34］Tan PH，Ellis I，Allison K，et al．The 2019 World Health Organization classification of tumours of the breast．Histopathology，2020，77（2）：181-185.

［35］Wu D，Shi A，Song A，et al. Clinical practice guidelines for intraductal papilloma：Chinese Society of breast surgery（CSBrS）practice guidelines 2021. Chinese medical journal，2021，134（14）：1658-1660.

［36］Wu H，Yu S，Zhang Y，et al. Clinical analysis of intramural papilloma treated with mammotome atherectomy guided by ductoscope. European journal of gynaecological oncology，2020，41（1）：102-105

［37］Yu Qian. Ultrasound imaging characteristics of breast lesions diagnosed during pregnancy and lactation. Breastfeeding Medicine，2019.

第3章
妊娠及哺乳期乳房管理

第一节　妊娠前乳房检查

一、体格检查

（一）内容

主要是通过视诊及触诊来检查乳房形态、乳房皮肤、乳头乳晕、乳房肿块、乳头溢液等情况，以及区域淋巴结检查及全身检查。

1.乳房形态　需检查乳房外观、大小及位置是否对称。

2.乳房皮肤　需检查乳房皮肤的色泽及有无水肿、皮疹、溃破、浅静脉怒张、皮肤皱褶及橘皮样改变。

3.乳头乳晕　需检查乳头有无畸形、抬高、回缩、凹陷、糜烂及脱屑；乳晕颜色有无异常，有无湿疹样改变等。

4.乳房肿块　需检查乳房肿块的位置、形态、大小、数目、质地、表面光滑度、活动度及有无触痛等。主要通过触诊来检查。一般来讲，双侧多发并伴有周期性乳痛的肿块以良性病变可能性大；而单侧单发的无痛性肿块则有恶性病变的可能。

5.乳头溢液　需检查乳头有无溢液，并详查其是自行溢出还是挤压后而出、单侧还是双侧、溢液的性状如何等。

6.区域淋巴结及全身情况　由于乳腺癌常易发生腋下及锁骨上区淋巴结转移，故乳房部的体格检查应常规检查上述区域的淋巴结的大小、质地及活动度等。

（二）具体步骤

1.乳房检查首先应观察乳腺的发育情况。两侧乳房是否大小对称；两侧乳头是否在同一水平面上，乳头是否有回缩凹陷，乳头乳晕有无糜烂；乳房皮肤颜色有无改变，有无水肿和橘皮样变，是否有红肿等炎性，乳腺区浅表静脉是否怒张等。

2.取仰卧位，同侧乳房下垫一枕头，同侧的手举过头部使乳房均匀地摊在胸壁上，使手指易触到深部。应用示指、中指、环指的指腹进行触诊，触诊的方式应取转圆圈的方式从乳头向外横向转动，直到腋下的乳腺。

3.触诊由外上象限开始，按照从外上—外下—内下—内上的顺序左侧按顺时针方向，右侧按逆时针方向，由浅入深进行触诊，直至4个象限检查完毕（图3-1），然后触诊乳头乳晕。触诊过程中注意有无肿块或压痛，乳头有无分泌物。最后检查有压痛或肿块处，先轻触诊，然后深触诊检查。

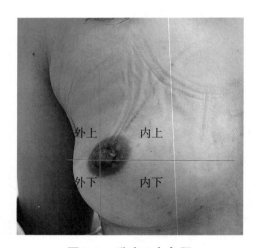

图3-1 乳房4个象限

4.腋窝淋巴结的检查方法：检查者以右手检查左侧，左手检查右侧、一般先检查左侧，嘱被检查者左上臂向外上屈肘外展抬高约45°，检查者右手指并拢，指腹贴近胸壁向上逐渐达腋窝顶，依次触诊腋窝后、内、前壁（外展后胸大肌被拉长，方便在胸大肌深面触摸腋窝前壁淋巴结），再让被检查者外展之上臂下垂，触诊腋窝外侧壁（检查腋窝后壁时，应在腋窝后壁肌群深面触摸）。

二、影像学检查

（一）乳腺超声检查

目前已经有较多的证据提示在乳腺X线检查的基础上联合乳腺超声检查较之单独应用乳腺X线检查有更高的筛查灵敏度，尤其是针对乳腺X线筛查提示致密型乳腺（c型或d型），因此乳腺超声检查可推荐作为乳腺X线筛查的有效补充。

1.正常乳腺的声像图（图3-2）　由浅入深依次为：①皮肤。呈带状高回声，厚2～3mm，边缘光滑整齐。②浅筋膜和皮下脂肪。浅筋膜呈线状高回声，脂肪组织呈等回声，由条索状高回声分隔，边界欠清。③乳腺腺体。因人而异，厚薄不一，老年人可萎缩至仅3mm，腺体呈等回声带夹杂有低回声，排列较整齐。腺体与皮肤间有三角形的高回声韧带，称为库珀（Cooper）韧带，其后方回声可衰减。④深筋膜。筋膜呈线状高回声，光滑整齐，筋膜间脂肪呈等回声。⑤胸肌及肋骨。胸肌为梭形的均质低回声区，肋骨为弧形强回声，其后方衰减为声影。整体的乳腺超声表现有均匀和不均匀之分：均匀的乳腺在声像图上表现为连续一致的脂肪、韧带、纤维及腺体组织回声，从乳头、乳晕至周边组织腺体逐渐变薄；不均匀的乳腺可以表现为局部性或弥漫性，声像图表现为腺体不规律的增厚、回声的增强或减弱等。

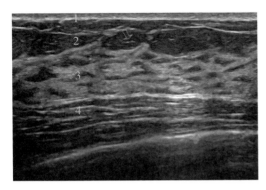

- ·1 皮肤层
- ·2 皮下脂肪层
- ·3 腺体层
- ·4 胸大肌

图3-2　正常乳腺声像图

2.乳腺超声BI-RADS分类　本分类标准是参照2013年美国放射学会的BI-RADS，并结合中国的实际情况制定的。

（1）评估是不完全的

BI-RADS 0类：需要其他影像学检查（如乳腺X线检查或MRI等）进一步评估。

在多数情况下，超声检查可对乳腺进行全面评估。当超声作为初次检查时，下列情况则需要进一步做其他检查：一种情况是超声检查发现乳腺内明显的病灶而其超声特征又不足以作出评价，此时必须借助乳腺X线检查或MRI进一步评估；另一种情况是临床有阳性体征，如触及肿块、浆液性溢液或乳头溢血、乳腺癌术后及放疗后瘢痕需要明确是否复发等，超声检查无异常发现，也必须借助乳腺X线检查或MRI对乳腺进行评估。

（2）评估是完全的

①BI-RADS 1类：阴性。临床上无阳性体征，超声影像未见异常，如无肿块、无结构扭曲、无皮肤增厚及无微小钙化等。

②BI-RADS 2类：良性病灶。基本上可以排除恶性病变。根据年龄及临床表现可每6～12个月随诊。如单纯囊肿、乳腺假体、脂肪瘤、乳腺内淋巴结（也可以归入1类）、多次复查图像无变化的良性病灶及术后改变等。

③BI-RADS 3类：可能良性病灶。建议短期复查（3～6个月）及加做其他检查。根据乳腺X线检查积累的临床经验，超声发现明确的典型良性超声特征如实性椭圆形、边界清、平行于皮肤生长的肿块，很大可能是乳腺纤维腺瘤，其恶性危险性应该小于2%，如同时得到临床、乳腺X线检查或MRI的印证更佳。新发现的乳腺纤维腺瘤、囊性腺病、瘤样增生结节、未触及的多发复杂囊肿或簇状囊肿、病理学检查明确的乳腺炎症及恶性病变的术后早期随访都可归于此类。

④BI-RADS 4类：可疑的恶性病灶。此类病灶的恶性可能性为2%～95%。一旦评估为4类即建议进行病理学检查，包括细针抽吸细胞学检查、空芯针穿刺活检、手术活检以明确诊断。超声声像图上表现不完全符合良性病变或有恶性特征均归于此类，目前可将其划分为4A类、4B类及4C类。4A类更倾向于良性病变，不能肯定的乳腺纤维腺瘤、有乳头溢液或溢血的导管内病灶及不能明确的乳腺炎症都可归于此类，其恶性符合率为2%～10%；4B类难以根据声像图来明确良恶性，其恶性可能性为10%～50%；4C类提示恶性可能性较高，其恶性可能性为50%～94%。

⑤BI-RADS 5类：高度可能恶性，应积极采取适当的诊断及处理措施。超声声像图恶性特征明显的病灶归于此类，其恶性可能性≥95%，应开始进行积极的治疗，经皮穿刺活检（通常是影像引导下的空芯针穿刺活检）或手术治疗。

⑥BI-RADS 6类：此类用于活检已证实为恶性肿瘤，但还未进行局部治疗的影像评估，或监测手术前新辅助化疗引起的影像学改变。

（二）乳腺X线检查

乳腺X线检查对降低40岁以上女性乳腺癌死亡率的作用已经得到了国内外大多数学者的认可。不建议对40岁以下、无明确乳腺癌高危因素或临床体检未发现异常的女性进行乳腺X线检查。常规乳腺X线检查的射线剂量低，不会危害女性健康，但正常女性无须短期内反复进行乳腺X线检查。

参照美国放射学会的乳腺影像报告和数据系统（breast imaging reporting and data system，BI-RADS）第5版分类标准，描述乳腺内肿块、钙化、结构扭曲、不对称等异常表现的X线征象。

1.评估是不完全的

BI-RADS 0类：需要补充其他影像学检查，进一步评估或与前片比较。常在筛查情况下应用。推荐的其他影像学检查方法包括X线局部加压摄影、放大摄影、特殊投照体位和超声检查等。在中国，一些妇女乳房内脂肪较少，实质丰富，乳腺组织缺乏自然对比，可采用其他影像学方法（如超声、乳腺X线断层摄影、对比增强乳腺X线摄影及MRI等）进一步检查，也可将其归为0类。

2.评估是完全的

（1）BI-RADS 1类：阴性，无异常发现。乳腺是对称的，无肿块、结构扭曲，无可疑钙化。恶性的可能性为0。

（2）BI-RADS 2类：评估结果为正常，但有良性改变，如钙化的乳腺纤维腺瘤、皮肤钙化、金属异物（活检或术后的金属夹）及含脂肪的病变（积乳囊肿、脂肪瘤及错构瘤）等。乳腺内淋巴结、血管钙化、置入体及符合手术部位的结构扭曲等亦归为此类。

（3）BI-RADS 3类：几乎可以确定的良性病变，恶性可能性为0～2%。包括不可触及的边缘清楚的无钙化的肿块，局灶性不对称、孤立集群分布的点状钙化。3类病变的常规处理程序为：首先X线摄片短期随访（一般为6个月），6个月后再常规随访，此后再12个月乃至2年以上，如连续2～3年保持稳定则可将原先的3类判读（可能良性）改为2类判读（良性）。如果短期随访后病灶缩小或消失，可以直接改判为2类或1类，随后常规随访。

（4）BI-RADS 4类：广泛用于判定绝大部分需要介入性诊断的影像学发现，其恶性的可能性为2%～95%。可细分为①4A类：其恶性的可能性为2%～10%，活检为良性的结果比较可靠，可以常规随访或6个月后随访，此类病变包括一些可触及的、部分边缘清楚的实性肿块，如超声提示的乳腺纤维腺瘤、可触及的复杂囊肿或脓肿。②4B类：其恶性的可能性为10%～50%。需要对病理学检查结果与影像学表现严格对照，良性病变的判定取决于影像学与病理学检查的一致性，如果病理学检查结果与影像学表现符合，且病理学检查结果为具有排他性的典型良性病变，如乳腺纤维腺瘤、脂肪坏死及肉芽肿性病变等，则可进行观察；如穿刺活检结果为乳头状瘤、不典型增生等，则进一步的切除活检是必需的。③4C类：更加怀疑为恶性，但还未达到5类那样典型的病变，其恶性的可能性为50%～95%，包括边界不清、形态不规则的实性肿块或新出现的微细线样钙化，此类病变往往是恶性的，对于病理学检查结果为良性的病例，需要与病理科协商，作进一步的分析。

（5）BI-RADS 5类：高度怀疑恶性（恶性可能性≥95%），临床应采取适当措施。这一类病变常为形态不规则的星芒状边缘高密度肿块、段样和线样分布的细小多形性钙化。

（6）BI-RADS 6类：用来描述活检已证实为恶性的影像评估，主要是评价活检后，或监测新辅助治疗后的影像学改变。BI-RADS 6类不适用于对恶性病灶完全切除（肿块切除术）后的检查。手术后病理学检查切缘为阴性的病例，其最终的评估应该是BI-RADS 3类（可能良性）或2类（良性）；与活检不在一个区域的可疑恶性病变应单独评估，其最终的评估应该是BI-RADS 4类（可疑恶性）或5类（高度提示恶性），可建议活检或手术干预。

（三）乳腺磁共振（MRI）

1. MRI检查可作为乳腺X线检查、乳腺临床体检或乳腺超声检查发现的疑似病例的补充检查措施。

2. 可与乳腺X线检查联合用于*BRCA1/2*基因突变携带者的乳腺癌筛查。

3. 乳腺MRI检查的禁忌证

（1）妊娠期妇女。

（2）体内装有起搏器、外科金属夹子等铁磁性物质及其他不得接近强磁场者。

（3）幽闭恐惧症。

（4）对MRI造影剂（钆螯合物）有过敏史者。

（5）一般情况很差，无法配合俯卧，不能耐受MRI检查者。

（四）对于一般风险人群女性乳腺癌筛查策略

1. 20 ～ 39 岁

（1）每月1次乳腺自我检查。

（2）每1 ～ 3年1次临床检查。

2. 40 ～ 69 岁

（1）适合机会性筛查和群体性筛查。

（2）每1 ～ 2年1次乳腺X线检查和（或）乳腺超声检查。

（3）对条件不具备的地区或致密型乳腺，可首选乳腺超声检查。

（4）每月1次乳腺自我检查。

（5）每年1次临床检查。

3. 70 岁以上

（1）机会性筛查（有症状或可疑体征时进行影像学检查）。

（2）每月1次乳腺自我检查。

（3）每年1次临床检查。

（五）妊娠哺乳期X线及MRI检查安全性问题

1. X线是一种电磁波，具有穿透性、荧光效应、感光效应和电离效应。在医疗领域，X线检查是常用的诊断手段，但其安全性与辐射剂量密切相关。毫希沃特（mSv）和毫戈瑞（mGy）是常用的辐射剂量单位，两者在描述辐射暴露时常可以互换（$1mSv \approx 1mGy$）。

2. 医用诊断X线的常规照射剂量通常在0.01 ～ 1.0mGy，远低于辐射照射诱发胎儿畸形的阈值（100mGy）。例如，一次普通胸片检查的剂量在0.02 ～ 0.1mSv，远低于安全剂量范围。研究表明，女性在妊娠期进行小于50mSv的放射性检查时，不会对胎儿产生影响。辐射剂量达到50 ～ 100mSv时，可能增加胎儿出生缺陷的概率。辐射剂量大于100mGy时，才可能对胎儿产生健康问题，特别是妊娠8 ～ 25周间较为敏感。

3. 妊娠期女性在接受X线检查时，应权衡辐射的影响与不进行检查和疾病恶化的风险。必要时，可选择单次或低剂量的放射性影像学检查。

（廖永东）

第二节　妊娠期乳房保健

在妊娠期间，乳房将经历巨大的生理变化，在变化过程中可能出现诸多问题，如何预防或处理这些变化带来的问题，本节详细阐述妊娠各期乳房保健的相关知识。

一、妊娠早期乳房保健

1.乳房胀痛的处理　在雌激素的作用下乳腺腺泡分化、导管扩大并发出分支，新的小叶形成。在孕激素的作用下，小叶形成超过导管萌芽。这些变化有可能导致妊娠性乳房胀痛，这是一种生理性变化，在短时间内会自行缓解，不要轻易用任何药物治疗，以免对胎儿有所影响。

2.矫正乳头内陷　产妇乳头内陷可能会阻碍婴儿对母乳的摄取，降低母亲哺乳的信心，此外，若乳汁淤积伴发细菌感染，还可能发展为急性化脓性乳腺炎，影响母婴健康。因此，产前纠正和产后指导对于防治乳头内陷十分重要，这里提供几种常用的保守治疗方法。

（1）伸展乳头法：将两拇指相对地放在乳头左右两侧，缓缓下压并向两侧拉开，牵拉乳晕皮肤及皮下组织，使乳头向外凸出，重复多次。随后将两拇指分别放在乳头上下侧，做同样动作（图3-3），每日2次，每次5分钟。

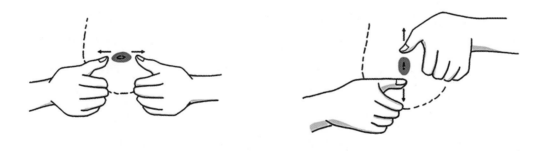

图3-3　乳头伸展练习

（2）牵拉乳头法：用一手托住乳房，另一手的拇指和中、示指抓住乳头向外牵拉，每日2次，每次重复10～20次。

（3）佩戴特殊胸罩：为一扁圆形、中间有孔的类似杯盖的小罩，直径5～6cm，高约2cm，扣在乳房上盖住乳晕，乳头从中间露出，施以恒定、柔和的压力使内陷的乳头外翻。

（4）针筒抽吸乳头：取两个10ml的针筒，用橡皮管连接，卸去一个针筒的针栓，将此针筒套住乳头，回抽另一个针筒的针栓，针筒抽气后产生负压可将乳头吸出，吸出乳头后要维持一定时间，每天做2次。使用此方法可能会引起宫缩，子宫敏感、宫缩频繁的孕妇，或有反复流产、早产史的孕妇应在医师的指导下进行。

（5）使用乳头内陷矫正器：利用负压吸引的原理可以矫正乳头内陷，商店可以买到类似的产品，购买前要选择适合自身乳头的尺寸，佩戴大小适合的乳头内陷矫正器效果更佳。

3.乳头过短的处理　乳头的长短与是否成功喂奶没有必然联系。当乳头过短时，婴儿能够将乳头与部分乳晕吸出含在口内形成新的"乳头"，通过吸吮及牵拉来改善乳头过短的情况，从而实现顺利喂奶。

4.定期检查乳房　由于妊娠期体内激素水平变化很大，乳腺组织增生快，若乳房触诊检查不留意，往往会忽视或遗漏妊娠期乳房肿块的存在，因此，妊娠期女性除了定期行乳房自检外，还要定期去医院检查。超声发现肿块或其他异常变化，要与炎症相鉴别，在不能明确性质时要考虑做活检，以免延误疾病的诊断及治疗。

二、妊娠中期乳房保健

1.穿内衣要科学　妊娠4～5个月以后，随着乳房进一步增大、变重，一般情况下应选择质地柔软、宽松舒适的纯棉衣裤，内衣更要讲究，选用合适的文胸将乳房托起来。所谓"合适"是指文胸佩戴后，乳房的全部或大部分都处在文胸内，且乳房与文胸恰相吻合，松紧适度，同时应给乳头留有足够的空间。如何选择文胸呢？文胸上的数字比如"70""80"等代表的是下胸围尺码，测量的方式是水平围绕胸部乳房底部一周的长度（单位：cm），在购买文胸时，若下胸围在68～72cm，请选择70码的文胸。文胸上的字母比如70A、80C等代表的是文胸罩杯的大小，这时还需要测量上胸围的长度，测量方法是水平围绕胸部最高点（乳头）一周的长度，用上胸围减去下胸围得出上下围差。上下围差在10cm左右应选择A罩杯，12.5cm左右选择B罩杯，15cm左右选择C罩杯，17.5cm左右选择D罩杯，

20cm左右选择E罩杯，20cm以上选择F罩杯。选择合适的文胸后，还要正确穿戴，穿戴方法分为四步：第一步，双手拿住文胸的胸部下围、上半身前倾45°，让胸部的脂肪与肌肉垂直向下集中，将文胸由下往上托住乳房，并扣好后背搭扣；第二步，挺直上半身，调整腋下，确定乳房已完全在罩杯里，乳头的位置在罩杯的顶点；第三步，调整肩带松紧度，将两根手指并拢从头到尾捋顺一下肩带，让肩带的受力均衡；第四步，检查文胸的下围是否平整，前后高度是否一致，上下左右摆动双手，确定文胸不会任意滑脱。白天活动时，为了给乳房更好的支撑，可以试着佩戴哺乳胸罩，也会减少运动期间乳房的不适感。

2.保持乳房皮肤清洁　每天用温水清洗乳房1次，洗完后轻轻擦干，这样可以增加乳房的血液循环，增加皮肤抵抗能力，并且可以清除乳晕腺的脂性分泌物，降低哺乳期乳房患湿疹和乳房感染的概率。

3.乳房疼痛的处理　妊娠中期，乳房体积进一步增大，乳腺组织充血，出现疼痛的感觉，这是正常生理现象，也是暂时的，经过一段时间，症状就会消失，不用治疗。如果乳房胀痛比较厉害，影响了正常的工作和生活，就需要去医院做检查，排除乳腺的疾病。

三、妊娠晚期乳房保健

1.乳头的保健　妊娠期乳头有时会有分泌物，分泌物黏在乳头上形成积垢，应每天用温水清洗乳头，并用柔软清洁棉织物轻轻擦洗乳头及乳晕处皮肤，或用橄榄油或优质润肤膏涂在乳头上后用手轻轻擦拭。不要频繁粗暴地刺激乳头，以免损伤乳头或诱发宫缩引起早产。

2.乳头溢液　在妊娠晚期，乳腺上皮增生迅速，在催乳素的作用下，腺泡开始分泌初乳，腺泡腔里充满了大量的初乳，有时会从乳头分泌出淡黄色黏稠的分泌物，这是正常的生理反应，不需要担心，也不需要做特殊的处理。有少部分孕妇会出现咖啡色溢液或出血，应到医院就诊，如检查后没有发现明显的病理变化，则需定期观察。

3.腋下肿块　有些孕妇在妊娠晚期发现腋下肿块，有些是单侧，有些是两侧腋下都有，因为副乳腺与乳腺是同一类组织，在妊娠晚期，随着激素水平的增高，副乳腺也会发育，就出现了腋窝下增大肿块的现象，这是正常的生理现象，断奶后会减小或消退。

在妊娠晚期，有部分孕妇还会出现乳房增长过大导致乳房中重度下垂的情况，严重影响了乳房的美观。若想防止这种情况的出现，可在妊娠期通过规划合理的饮食、控制妊娠期体重、佩戴合适的文胸及适当锻炼来进行提早干预。

（张　燕　潘玉鸿）

第三节　哺乳期乳房管理

母乳喂养的重要性有很多循证医学证据支持，WHO推荐纯母乳喂养至6月龄左右，此后在适当添加固体辅食的同时继续母乳喂养，至少持续到到2岁。母乳喂养欠佳会增加婴儿和儿童某些慢性病的风险。已有多项研究证实母乳喂养对母婴双方的健康都非常有益。母乳营养丰富，可以增强婴儿抵抗力、促进大脑发育、维持胃肠道健康、减少肾脏负担、促进母子感情；母乳喂养可以促进母亲产后恢复，降低母亲患乳腺癌、卵巢癌、糖尿病和心血管疾病的风险，有助于减轻母亲压力和紧张情绪，且经济实惠。

哺乳期乳房管理是指在女性哺乳期间对乳房进行的一系列护理措施，旨在确保母乳喂养的顺利进行，预防乳房疾病及保障母婴健康。哺乳期是女性的一个特殊生理时期，做好哺乳期乳房管理，对母婴健康的意义重大。通过正确的哺乳期乳房管理不仅可以预防乳房肿胀、积乳囊肿、哺乳期乳腺炎等常见问题，还可以减少母乳哺乳期的不适，提高母乳喂养率，同时增强母亲的自信心和满足感。

一、哺乳期乳房的日常护理

1.乳房清洁　婴儿吸吮前无明显污渍时不需要过分擦拭或消毒乳房，如需清洁，使用清水清洗表面皮肤即可。避免使用肥皂或含酒精的消毒剂清洁乳头，以免引起皮肤干燥、皲裂或损伤乳头表面油脂保护层。

2.穿戴合适的内衣　哺乳期的乳房血管丰富，需要穿戴合适的内衣支撑乳房，以避免引起相应的淋巴水肿及进行性背部和颈部疼痛。

二、含乳动作及哺乳姿势

1.含乳动作　正确的含乳动作应为婴儿张嘴含住乳头和大部分乳晕，下颌贴住乳房，舌前伸覆盖下牙龈，能看到舌伸出（图3-4），可听到宝宝的吮吸和吞咽

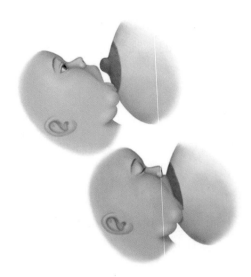

图3-4　正确的含乳动作

声。哺乳时妈妈不感到疼痛，哺乳后感觉乳房轻松柔软，宝宝哺乳后看起来开心而满足。

2.哺乳姿势　通常有摇篮式、橄榄球式、侧卧式、半躺式、交叉式等。每种姿势都有其特定的适用场景和优势，选择合适的哺乳姿势对于母婴双方都至关重要。合适的哺乳姿势应该是母婴都感到舒适，包括母亲的身体不应过度用力或"蜷缩"成紧绷或拘束的姿势；婴儿的舌或牙龈没有引起母亲乳头疼痛、挤压或摩擦；婴儿放松且有支撑，鼻部无遮挡且下巴紧贴乳房。研究表明半躺式哺乳（又称生物养育法）是舒适且有效的哺乳姿势（图3-5），可激发原始反射，促进母婴情感联结，有效缓解乳头疼痛并提高母乳喂养率及产妇满意度、舒适度等。半躺式哺乳可作为早期母乳喂养的首选哺乳姿势。

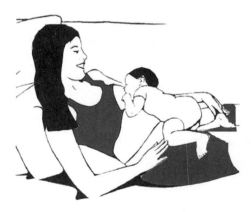

图3-5　半躺式哺乳

三、哺乳期饮食与营养

哺乳期间，母亲不恰当的饮食与不健康的营养状况也能导致如乳汁淤积、乳腺炎等乳房问题，因此，哺乳期的饮食与营养管理也是乳房管理的一部分。在哺乳期，母亲对部分营养素的需求比其他时期更大，除了需要更多的能量及蛋白质外，还需要额外补充足够的维生素A、维生素C、维生素E、维生素B_6、维生素B_{12}、叶酸、烟酸、维生素B_2、维生素B_1及矿物质如碘、硒和锌等。在日常生活中，哺乳期女性可通过摄入乳制品、肉类、鱼类及其他富含维生素与矿物质的食物来满足哺乳的需求，也可以通过口服多种维生素或矿物质补充剂来改善相应营养素缺乏的情况。

四、哺乳期常见乳房问题

哺乳期常见的乳房问题有急慢性乳腺炎、乳房脓肿、乳房肿物、乳头疼痛皲裂、乳腺癌等，这些问题的处理方法在本书其他章节均有详细阐述。

哺乳期女性的身体经历了一系列的生理变化，乳房作为哺乳的重要器官，其健康状况直接关系到母婴双方的福祉，故哺乳期乳房管理的重要性不言而喻。

第四节　乳房复旧期保健

乳房复旧是指经历了妊娠、哺乳后，乳腺组织逐渐恢复到其正常状态或接近正常状态的过程。断乳后的乳房在泌乳激素撤退和局部信号的共同作用下完成腺体复旧，这一过程以细胞凋亡和组织重塑为特征。

断乳的时机应由母亲根据其具体情况自行决定，影响因素包括后续妊娠、健康状况及职业选择。世界卫生组织（WHO）建议6个月以内的婴儿采取纯母乳喂养，6个月以后，在添加辅食的基础上，继续母乳喂养到婴儿至少2岁。

一、离乳策略

1. 自然离乳　自然离乳是指根据婴儿的需求而离乳，随婴儿月龄的增大逐渐增加固体食物的量，减少母乳的摄入，是最符合生理规律的离乳方式。

2.逐渐离乳　每2～5天减少1次母乳喂养、缩短每次母乳喂养的时间，以及延长两次母乳喂养的间隔时间。最先减去中午的母乳喂养通常是最好的做法，因为这时婴儿通常较为活跃，不太可能被激惹。母亲以外的其他人更容易成功喂养婴儿其他食物。在断乳期间，母亲应继续与婴儿保持亲密接触。如果断乳期间母亲出现涨乳，那么在缓解涨乳所必需的泵奶次数之外，母亲不应过多泵奶，因为这会增加泌乳量。

3.非正常离乳　是由于主观或客观原因引起的突然离乳，快速离乳会导致催乳素水平快速下降，引起一系列症状。若有必要快速断奶（如由于母亲的疾病），可借助以下措施：全天穿戴紧身胸罩；冷敷或冰敷；挤出少量乳汁以缓解不适；如有乳汁溢出，勤换乳垫保持乳头干燥；若有疼痛，可服用对乙酰氨基酚或布洛芬。

二、离乳后乳房保健

1.均衡营养　确保饮食中包含足够的蛋白质、维生素、矿物质和膳食纤维，这些营养素对乳房健康至关重要。例如，瘦肉、鱼类、豆类、新鲜蔬菜和水果都是很好的选择。避免体重增加过快。

2.运动锻炼　进行适量的胸部运动，如哑铃、俯卧撑等，可以增强胸壁肌肉力量，提升乳房紧致度并减少下垂风险。结合有氧运动，如慢跑、游泳、瑜伽等，有助于全身血液循环和代谢，对乳房健康也有积极作用。

3.穿戴合适的内衣　选择尺寸合适且具有足够承托力的内衣，特别是在活动量较大时。这有助于提供外部物理支持，防止乳房因重力作用而移位变形。

4.乳房自我检查　每月定期进行乳房自我检查，注意有无肿块、疼痛、皮肤改变等异常情况。如发现乳房有异常变化或不适症状，应及时进行专业检查和治疗。

5.保持良好的生活习惯　保证充足的睡眠时间，有助于维持身体健康和良好的精神状态。学会调整心态，减轻工作和生活压力，避免长期紧张和焦虑。吸烟和过量饮酒都可能增加患乳腺癌的风险，因此应戒烟、避二手烟、限酒。

（吴　玲）

参考文献

［1］陈孝平，汪建平，赵继宗. 外科学. 9版. 北京：人民卫生出版社，2018，9.

［2］程浩，付苏. 乳头内陷治疗方法的研究进展. 中国美容整形外科杂志，2018，29（7）：399.

［3］李媛，涂素华. 婴儿生物养育的研究进展. 护理学杂志，2021，36（10）：3.

［4］中国抗癌协会乳腺癌诊治指南与规范2024版. 中国癌症杂志，2023，33（12）：1093-1103.

［5］Meek JY，Noble L. Section on Breastfeeding. Policy statement：breastfeeding and the USE of human milk. Pediatrics，2022：150.

［6］Norelius R. Juvenile benign diseases of the breast. Surg Clin North Am，2022，102（6）：1065-1075.

第4章
哺乳期乳腺疾病诊治

第一节　哺乳期乳头疼痛

一、概述

哺乳期乳头疼痛是指在哺乳期间，产妇单侧或双侧乳头因乳腺皮肤病、刺激性接触性皮炎、感染、婴儿含接乳头姿势不当、乳汁供应过多、吸奶器使用不当等因素引起的疼痛感觉，从感觉不舒适到非常疼痛，伴有哺乳相关的生理损伤（乳头皲裂、疼痛、渗血、水肿、红斑、起水疱，可同时伴有裂痕和结痂）。

二、流行病学

乳头疼痛或损伤是产后最初1周常见的并发症，发生率达34%～96%。79%的产妇在住院期间就会出现乳头疼痛，通常在产后3～4d会发生短暂轻度的酸痛，持续时间不超过30s。如果乳头持续疼痛，会导致母亲乳头皲裂甚至感染、乳房胀痛、精神抑郁紧张、情绪失调，降低母乳喂养的满意度，甚至终止母乳喂养。在产后最初的6周内终止母乳喂养的母亲中有1/3经历过乳头疼痛，乳头疼痛或损伤已成为影响母乳喂养的第2大因素。

三、影响因素

引起乳头疼痛因素有许多，常见的因素包括：①含接不当对乳头造成机械性损伤；②婴儿口腔结构异常，如不对称的下颌或舌系带过短导致不能有效含接；③吸乳器器材使用不当，如吸乳器护罩太小、压力过高或吸乳时间过长，都可能会导致乳头损伤；④乳头白斑和乳泡：一种浅表的炎症性纤维性病变，在乳头尖端出现一个白点，可能阻塞乳管开口，引起轻微到严重的乳头疼痛；⑤乳头血管痉挛：可能是乳头损伤或对疼痛的继发反应，也可能是引起疼痛的直接原因；⑥乳头皮肤性疾病：可能是特应性皮炎、刺激性皮炎（来自使用保护乳头的乳膏或残留在婴儿口中的补充食物）或接触性皮炎（来自乳垫）或牛皮癣；⑦细菌性乳头感染：乳头损伤持续 > 24h，往往会伴有金黄色葡萄球菌的定植；⑧乳头凹陷：凹陷内部的皮肤很脆弱，并可能会因浸渍导致损伤；⑨单纯疱疹感染：可通过母、婴两个途径感染，导致乳头疼痛。

四、临床表现

哺乳期乳头疼痛可以分为生理性和病理性两种情况。生理性乳头疼痛通常发生在产后早期产妇尚未适应哺乳引发的，不伴有器质性病变；随着产妇逐渐适应婴儿的吸吮，乳头疼痛会自行减轻或消失。而病理性乳头疼痛可发生在哺乳的任何时期，一般不会自行缓解，并且可能伴有乳头发红、水肿、皲裂、白点、脱皮等器质性病变。这些改变可以分为4个阶段：①第1阶段：乳头疼痛但不伴有皮肤破损，可以伴有发红、瘀伤、红斑和肿胀；②第2阶段：组织浅表破损，可能包括擦伤、浅表纹或裂缝、压迫条纹、血肿和浅溃疡；③第3阶段：局部深层溃烂，涉及表皮到真皮下层破坏的皮肤破损。可能包括伴有较严重的糜烂的深层裂缝、水疱、深层溃疡；④第4阶段：完全深层糜烂，透过真皮造成更深层的损伤，可能包括真皮某些部位的完全糜烂。

多种原因都可能会导致乳头疼痛，不同原因的治疗方式不尽相同。

五、治疗

不当的哺乳姿势和婴儿衔乳方式是哺乳期乳头疼痛产生的主要原因。首先，评估哺乳姿势和衔乳情况，纠正不恰当的哺乳方式。应先用未受累侧乳房哺乳。如果因无法采用恰当的衔乳方式和哺乳姿势而继续造成损伤，应寻求哺乳咨询，并考虑在婴儿喂养问题解决前仅用泵出或挤出的奶喂养婴儿。

受伤乳头的治疗应采取湿性伤口愈合原则。乳头有开裂或擦伤时则应涂抹抗生素软膏，如杆菌肽或莫匹罗星，并在受损区域覆盖不粘垫。这有助于预防乳头感染，并防止乳头擦伤开放区域与乳垫或胸罩粘连。如果乳头疑似感染，应行分泌物培养以排查细菌感染，如金黄色葡萄球菌。如果怀疑假丝酵母菌感染，可行革兰染色协助诊断。涂抹羊脂膏或将挤出的乳汁涂抹在乳头上可能有帮助。

六、预防

产前检查孕妇乳头有无异常情况，及时接受母乳指导评估。分娩住院期间评估婴儿是否有异常（如舌系带过短）。预防乳头创伤最有效的方法是采用恰当的哺乳姿势和婴儿衔乳方式。在出院前指导预防和处理涨乳的方法。同时避免乳头过度潮湿和使用刺激性清洁品。母乳喂养后轻柔风干乳头，保持乳头干燥。

第二节　哺乳期乳汁淤积

一、概述

哺乳期乳汁淤积是指哺乳期间一个或多个乳腺腺叶的乳汁流动减慢，进而排出不畅，致使乳汁在腺叶及导管内不能充分排空，乳管堵塞。表现为乳汁排出减少，乳房肿胀，乳房局部呈现条索样、扇形、楔形或不规则状硬块伴有疼痛。

二、流行病学及发病机制

乳汁淤积是乳腺结构不良、乳腺腺叶上皮细胞脱落、静脉充盈压迫腺管等因素综合作用所致乳腺管阻塞引起的一种疾病，据统计发生率达30%以上，特别是初产妇，若未积极处理，导致乳房过度充盈，腺管扩张，淤积乳汁不能及时排出，淤积乳管内易出现菌群失调或细菌侵入导致病菌大量繁殖，从而演变为急性乳腺炎。

三、影响因素

哺乳期发生乳汁淤积的主要因素有：①乳汁内的有形固体成分形成乳栓，淤塞乳孔或各级乳管；②乳腺导管细窄、走行扭曲或由于乳腺术后乳管离断、缝扎导致所属小叶中乳汁无法排出；③休息时乳房受压、外力撞击或排乳时过度挤压使得乳房局部组织水肿，导致乳汁排出不畅；④乳头扁平、内陷，导致婴幼儿无法正常吸吮母乳或吸吮不利；⑤乳头皲裂、反复破溃造成角化物生成引起泌乳受阻。

四、临床表现

乳汁淤积导致乳房过度充盈、坚硬、沉重，皮肤紧绷、水肿，局部温度升高伴有疼痛和压痛，乳晕或外周区域受累，进而乳头变得扁平，乳头乳晕皮肤变薄发亮。可伴有发热，一般为低热且不超过24h。乳管堵塞时可在皮肤上触摸到硬结或硬块。

五、治疗

乳汁淤积是哺乳期常见的乳房问题，它表现为乳房区域的腺泡扩张和血管充血，进而引起节段性分布的导管和周围结缔组织的水肿，水肿使导管进一步变窄，乳汁更难排出，形成恶性循环。

乳汁淤积是乳腺炎、乳腺脓肿的诱发因素，如果处理不当可进展为乳腺炎，甚至进一步发展为乳腺脓肿。乳汁淤积引起的堵塞通常是自限性的，绝大部分可以通过保守治疗解决问题，主要是针对病因的治疗，治疗方法包括以下几点。

1.尽早开奶：为产妇提供个性化的母乳喂养指导，告诉产妇如何衔接、如何选择合适的哺乳姿势。频繁的喂养有助于促进乳汁排泄。如果乳晕水肿，可以使用反向压力软化。如果乳头有损伤，找到乳头损伤的原因（大多是婴儿含乳姿势不良），并纠正它，可以涂抹羊脂膏，尽快修复乳头损伤。

2.局部冷湿敷（低于体温的自觉舒适的温度，避免冷损伤）：冷敷可以让局部炎症反应消退，降低皮温，缓解疼痛。最方便的方法就是用长厚毛巾用常温水浸湿，拧到不滴水的程度，然后在乳房上打圈冷敷，露出乳头乳晕。也可将浸泡在

33%硫酸镁溶液中的纱布贴敷在乳房两侧10～15min，可减轻肿胀，缓解乳汁分泌后疼痛。

3.进行有效的乳房按摩：对于任何情况引起的乳汁淤积及导管堵塞均适用。按摩须动作轻柔，顺着乳腺管走行方向进行。但是在乳房严重水肿时应避免局部直接按摩。若按摩手法不当会加重乳房软组织损伤，使乳汁淤积发展成乳腺炎、乳腺脓肿。

4.使用配有大小合适吸乳护罩的电动吸乳器：配以合适的负压吸引，帮助乳汁排出。持续时间不宜过长，一般持续10～15min。

5.激光疗法：具有无损伤、穿透力强的特点，可诱导局部生物刺激作用，促进局部血液循环、减轻组织水肿、缓解炎症、镇痛。在照射过程中，乳晕使用纱布覆盖。

6.饮食清淡，多喝水，多休息，保证充足的睡眠。

7.如果乳房疼痛难忍，可以在医师指导下使用对乙酰氨基酚等药物对症处理，缓解疼痛和发热症状。

乳汁淤积经过以上方法正确的处理后，症状会逐渐减轻。

六、预防

预防乳汁淤积就是要确保产妇掌握喂养技巧，让乳汁充分排出，从而减少乳汁淤积的反复发生。包括指导产妇进行饮食控制，少吃重口味食物，如频繁喝荤浓汤；每天要饮2000ml以上白开水；保证睡眠充足、情绪稳定，进行良好的母婴互动；佩戴舒适的哺乳文胸，避免乳房局部受压或撞击，大乳房要做好承托，避免乳房局部折叠；尽量按需喂养，不频繁喂奶、挤奶，避免过度胀奶（太久不排奶），避免婴儿拉扯咬伤乳头；选择适合自己的吸奶器，并调节到舒适的负压，压力不宜过大；避免错误的护理方式，如大人吸奶、暴力通乳、大力揉搓或用器具疏通乳房；保护好乳头乳晕，日常可涂抹羊脂膏。

（何小倩）

第三节　哺乳期积乳囊肿

一、概述

哺乳期积乳囊肿，亦称乳汁潴留囊肿，由于乳汁在乳腺小叶或导管内排出不畅，导致乳汁积聚并扩张导管，最终形成囊肿。表现为局部质软的囊性、大小不等的乳房肿块，通常无疼痛，也无全身症状。发病早期囊肿内容物为淤积的稀薄的白色乳汁，其中有脱落细胞；后期由于囊肿内乳汁水分被吸收使乳汁浓缩，呈黏稠的乳酪样物或凝乳块状，甚至呈奶粉样固体状态，一般均为无菌性、无血性。

二、流行病学及发病机制

哺乳期积乳囊肿多见于20 ～ 40岁的哺乳期女性，往往发生在哺乳期和离乳后的数月到2年。人为中断哺乳常会导致这一疾病。据统计，哺乳期女性中约86.7%可能面临积乳囊肿的风险，约50%的初产妇在第一胎哺乳期间易发生此病。

三、影响因素

1.发育畸形　原发性乳腺结构不良或畸形导致乳汁排出受阻，逐步发展成乳汁潴留，形成囊肿。

2.外伤或手术史　乳腺区域的外伤或乳腺相关手术可能导致乳腺组织正常结构改变，影响乳汁排出。

3.哺乳习惯不良　如哺乳频率不足、哺乳姿势不正确等导致导致乳汁无法及时排空，长期淤积在导管中而成囊肿。

4.乳汁产生过多　如高催乳素血症等疾病，使乳汁分泌量超过乳腺导管的排出能力。

5.乳腺炎症　乳腺炎可导致乳腺导管充血水肿，管道不畅通，乳汁排出困难，增加积乳囊肿的风险。

6.机械性或者生理性牵拉　因哺乳期乳房充盈，体积偏大的乳房长期在重力的作用之下受到牵拉，导致乳腺上部乳汁的滞留。由于乳腺边缘的导管较细且距中央导管较远，易阻塞。

四、临床表现

乳房肿物为最初症状，常发生在单侧乳房，肿块常不大，直径往往在1～3cm，呈球形或椭圆形，边界清楚，表面光滑、活动度好，质地柔软有波动感，当积乳时间较长时，质地可稍硬。可有局部轻度胀痛，无乳头异常分泌物，与月经周期无关，无腋下淋巴结肿大。但在有炎症反应时，它的表现可以类似乳腺炎，有红、肿、热、痛等炎症症状体征。

五、诊断与鉴别诊断

1.诊断　哺乳期积乳囊肿的诊断主要依据患者的病史、体格检查及相关辅助检查。

病史包括患者的近期哺乳情况，既往有乳腺手术史、炎症史、外伤史；体格检查可在乳腺触及圆形或椭圆形肿物，边界清楚，表面光滑。

辅助检查首选乳腺超声，超声下肿块轮廓明显，边界清楚，表面光滑，探头加压时有一定弹性感，水分较少，时而见有均匀细密的强回声光点漂浮。当肿块内水脂分离时，水分吸收，可表现为均质的回声反射，类似实性肿物。乳腺X线检查可见圆形或椭圆形的高密度影，多数直径在1～3cm，可见于乳腺任何部分。早期肿块周围尚无纤维囊壁形成时或继发感染或囊肿破裂后，X线图像显示形成局限浸润阴影，边缘模糊不清。

细针穿刺检查在积乳囊肿中，只要抽到陈旧的乳汁样、黄白色或灰白色较稠的囊液，就可以做出诊断。有的病程较短者，抽出的囊内液和新鲜乳汁相似，在涂片上往往为脂性蛋白物质和泡沫状细胞。有继发感染时，囊内液浑浊，涂片可见较多炎性细胞。

2.鉴别诊断　积乳囊肿需与乳腺囊肿、乳腺纤维腺瘤、乳腺癌等疾病相鉴别。积乳囊肿与乳腺囊肿两者的影像表现类似，积乳囊肿一般有哺乳后积乳史，囊内抽吸物为清晰的乳汁。乳腺囊肿病多表现为多发大小不一的囊肿，囊内容物为各式各样的液体。积乳囊肿与乳腺腺纤维瘤两者的临床表现相似，但乳腺腺纤维瘤多发生在卵巢功能旺盛时期（18～25岁）并表现为边界清楚的实性肿块。当积乳囊肿合并感染时分界不清，需要与乳腺癌相鉴别，乳腺癌肿块质地较硬，与周围组织分界不清，外常伴有腋窝淋巴结肿大。

六、治疗

1.保守治疗　适用于积乳囊肿体积较小、症状轻微的患者。部分小囊肿能自行消退，可继续观察。

2.穿刺抽液治疗　在积乳囊肿增大，局部有压迫症状，影响乳汁排出等情况下，可行细针穿刺抽出积乳，减少局部压迫。积乳囊肿在一次抽吸后可以完全消失且通常可以达到治愈。

3.手术治疗　若积乳囊肿较大、症状严重或保守治疗无效，可考虑手术切除。对于伴有急性炎症的患者，需先行抗感染治疗后再行手术。

七、预防

哺乳期积乳囊肿的预防关键在保持乳腺的畅通和乳汁的有效排出，尽量减少乳汁淤积的发生，以下是一些具体的预防措施。

（1）保持乳房卫生，及时更换内衣，保持乳房皮肤的干燥和清洁，以减少细菌感染的风险。避免使用刺激性的化学物质。注意哺乳姿势，确保哺乳时婴儿能够正确含接乳头，避免乳头和乳晕的损伤，这有助于乳汁排出畅顺和减少感染的机会。

（2）根据婴儿的需求进行哺乳，双乳房交替哺乳，确保两侧乳房都能得到乳汁排出机会，这有助于保持乳腺泌乳功能，减少乳汁在乳腺内的积聚。

（3）适当的饮食调节，哺乳期应保持均衡的饮食，摄入足够的蛋白质、维生素和矿物质，尽量避免高脂肪和高糖分的饮食，以维持乳汁的分泌和乳腺的健康。

（4）注意心理调适，避免长期处于紧张、焦虑或抑郁状态；确保充足的休息和睡眠，有助于恢复体力和精神状态。

（5）及时治疗乳腺淤积和预防乳腺炎，一旦发现乳房有硬块、疼痛、皮肤红肿等炎症反应表现，应及时进行治疗，以免乳汁淤积进一步进展成乳腺炎，甚至发展成乳腺脓肿。

（6）定期进行乳房的自我检查，注意是否有异常硬结或疼痛部位。

（何秀玲　蔡嫒璇）

第四节　哺乳期乳腺炎及乳腺脓肿

哺乳期乳腺炎是哺乳期女性常见疾病之一，可发生于哺乳期的任何阶段，产后4～6周最常见。本病容易反复发作，甚至加重，发展为哺乳期乳腺脓肿，病程延长，给患者身心造成极大的痛苦，严重威胁母婴健康，导致部分母亲因此放弃母乳喂养，从而降低了母乳喂养率。因此哺乳期乳腺炎不仅仅是一种疾病，更是一个公共卫生问题。

一、概述

哺乳期乳腺炎是在各种原因造成的乳汁淤积的基础上，引发的乳腺炎症反应，伴或不伴细菌感染，伴或不伴乳房楔形区域的红、肿、热、痛（图4-1），并且可伴有体温升高、寒战、流感样症状等全身不适。哺乳期乳腺脓肿被定义为具有封闭脓液聚集的局部感染区域，可以继发于乳腺炎，也可能发现时已经发展为乳腺脓肿，但它是乳腺炎所导致的最严重的乳房局部并发症。

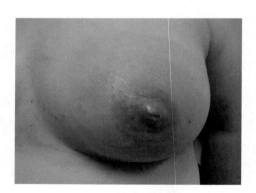

图4-1　哺乳期乳腺炎

二、流行病学及发病机制

据流行病学统计，哺乳期女性的乳腺炎发病率为2%～20%，3%～11%的急性乳腺炎会发展为脓肿。其发病率的差异可能与不同地区哺乳期乳腺炎定义不同、人种差异、母乳喂养方式与支持等诸多因素有关。有哺乳期乳腺炎病史的患者比无既往史者更容易发生乳腺炎。哺乳期乳腺炎的发病机制尚不明确，因为表现多样，且可能涉及乳腺相关菌群与宿主特异性遗传因素之间的相互作用，尚未深入研究。乳头创伤、哺乳困难和乳汁过多等哺乳因素似乎有致病作用。菌群失调和吸奶器的影响尚存争议。

三、病因及致病影响因素

哺乳期急性乳腺炎发病原因多种多样，包括乳汁淤积、细菌感染、机体抵抗力下降、乳房受外力挤压等，也常为几种原因的共同作用，而乳汁淤积及细菌感染是引起哺乳期急性乳腺炎的两个最主要因素。

1.病因

（1）传统细菌感染学说：传统观念认为，哺乳过程中婴儿口腔细菌及产妇乳头皮肤细菌随婴儿吸吮逆流进入乳房淋巴系统、经输乳管逆行进入乳腺小叶。乳汁的分解产物是细菌很好的培养基，有利于细菌的生长繁殖，当细菌直接侵入乳管后，上行至腺小叶在乳汁中生长并大量繁殖而致病。

（2）菌群失调学说：有研究提出，母乳内本身含有多种微生物，是由母亲胃肠道或阴道中的细菌通过内源性途径迁移到乳腺。哺乳期乳腺炎是母乳微生态失调的病变过程。健康母亲乳汁中的细菌处于平衡状态，乳汁中的菌群失调表现为细菌的多样性降低，金黄色葡萄球菌、表皮葡萄球菌等条件致病菌及需氧菌的数量明显增多，那些促进细菌定植的代谢途径及促进感染进展的作用占优势，产妇就会出现相应的感染症状。

（3）机械生物学学说：有研究认为哺乳期乳腺炎是乳汁淤积、乳腺导管堵塞、乳汁分泌过多或乳房受到外力压迫等因素导致乳腺导管系统内压力增加，引起乳腺导管细胞发生机械性变化，从而引发组织炎症反应，导致乳房充血水肿和疼痛；而乳房充血、水肿可进一步增加乳腺导管压力，形成恶性循环，感染症状逐渐加重。

2.致病影响因素　任何造成乳汁淤积和致病菌感染的因素都可能成为哺乳期乳腺炎发病的影响因素。

（1）乳头皲裂、乳头异常或乳头凹陷。

（2）乳房外伤，如乳房受压（包括胸罩压迫或汽车安全带的挤压等）、被婴幼儿踢伤、被用力按摩等使乳房局部受伤，组织水肿，局部压力增大。

（3）因过度排空乳房造成乳汁过多。

（4）哺乳间隔时间过长。

（5）因婴儿疾病等导致的母婴分离。

（6）母亲过度疲劳或情绪障碍。

（7）婴儿腭裂或舌系带过短等导致含接困难。

（8）既往乳腺炎病史。

（9）母亲营养不良。

（10）母亲或婴儿患病。

（11）吸乳器使用不正确。

哺乳期乳腺炎进一步加重，可发展为哺乳期乳腺脓肿，其危险因素包括初产妇、炎症部位为中央区（即乳头乳晕部位）、不恰当的乳房按摩、局部压迫（如睡眠受压）、产妇患有糖尿病且血糖控制不佳等。

四、临床表现

哺乳期乳腺炎的临床表现不一，可为早期局灶性疾病，极少数情况下也可为全身性疾病。

1.乳汁淤积型　乳房局部肿胀、疼痛，可触及有压痛的肿块或增厚区，形状为楔形或不规则状，皮肤无明显红肿，皮温可升高。一般无发热、畏寒等全身症状。血常规检查：白细胞计数和中性粒细胞计数、C反应蛋白比例均不高。

2.急性炎症型　乳房局部肿痛，存在硬结，在排除全身其他系统感染的前提下，出现以下任何一种情况即可诊断。

（1）乳房局部红斑形成，伴或不伴皮温升高。

（2）全身炎性反应表现，如寒战、头痛等流感样症状及全身不适感。

（3）体温＞37.3℃，血常规显示白细胞或中性粒细胞升高，或C反应蛋白升高。

急性炎症型乳腺炎按发生部位分为2类：炎症位于乳晕区以外区域为外周型乳腺炎，炎症全部或部分位于乳头乳晕区为中央型乳腺炎。中央型乳腺炎由于解剖结构的特殊性，易进展成为乳腺脓肿；该型治疗困难，容易形成脓肿，因此对中央型哺乳期乳腺炎应特别予以重视。

3.乳腺脓肿　急性炎症型乳腺炎未及时治疗或治疗不恰当，则会发展成为乳腺脓肿，病变部位皮肤红肿，可触及肿块及波动感，明显压痛。如果患者已使用抗生素治疗，可能局部红、肿、疼痛不明显，但仍可触及肿块及波动感，可考虑行超声检查确诊深部脓肿。

4.重感染时的脓毒症 极少数重度感染性哺乳期乳腺炎患者可出现脓毒症症状，包括低血压、心动过速、呼吸急促、发热、白细胞增多和（或）终末器官功能障碍。

五、辅助检查

1.实验室检查 血常规及C反应蛋白用于判断是否伴有细菌感染；全身症状严重者取乳汁、穿刺液或脓液行细菌培养及药敏试验，指导临床合理使用抗生素。既往哺乳期乳腺炎最常见的病原菌为金黄色葡萄球菌，而随着抗生素的广泛应用，耐甲氧西林金黄色葡萄球菌（methicillin resistant Staphylococcus aureus，MRSA）已逐渐成为哺乳期乳腺炎感染的重要病原菌。

2.影像学检查 若48～72h的支持治疗和（或）抗生素治疗未能缓解病情，应行影像学检查排除脓肿及恶性病变可能。

（1）乳腺超声检查

①哺乳期乳腺炎超声表现：病变区域皮肤增厚，皮下脂肪层回声增强；腺体层可增厚，一般腺体浅层回声增强、深部回声减低，其内无明显液性暗区。CDFI：病变区域血流信号丰富。多伴有同侧腋窝淋巴结肿大。

②哺乳期乳腺脓肿超声表现：病变区域皮肤增厚，皮下脂肪层回声增强；腺体层厚度明显增加，腺体回声不均匀增强或减低，其内可见不规则液性暗区（可呈无回声、低回声或混合回声），病变边界不清，壁厚，形态多不规则，可位于皮下、腺体层、乳房后间隙。脓肿破溃者可见液性暗区延伸至破溃。CDFI：病变区域血流信号丰富，呈高速低阻。哺乳期乳腺脓肿多伴有同侧腋窝淋巴结肿大。

（2）乳腺X线检查：一般不被推荐用于哺乳期乳腺检查，只有在不能排除乳腺恶性肿瘤时才考虑进行乳腺X线检查。

3.病理组织学检查 经正规抗感染治疗1周，局部症状无缓解或加重，不能排除炎性乳腺癌或其他特殊感染类型时，应考虑行空芯针穿刺活组织检查明确组织学诊断。

六、诊断与鉴别诊断

哺乳期乳腺炎的诊断主要有以下几点。

（1）病史：哺乳期有乳房疼痛伴乳房硬块病史，部分患者可伴有全身症状如发热、乏力等。

（2）体格检查：临床查体发现患侧乳房局部可扪及边界不清的触痛肿块，早期皮肤未见明显异常，炎症较重时可见区域皮肤红肿；肿块通常呈楔形分布，部分患者还能扪及腋窝肿大淋巴结。

（3）乳腺彩超提示乳汁淤积、乳腺炎改变。

在诊断乳腺炎的基础上，出现以下情况需考虑进展为哺乳期乳腺脓肿。

（1）乳腺炎病程超过5d未好转。

（2）乳房查体其肿块可扪及波动感。

（3）乳腺彩超示乳房内混合回声或无回声区，探头加压后可见内有液体流动；穿刺可抽出脓性液体。

哺乳期乳腺炎或乳腺脓肿的诊断还需排除其他疾病如生理性涨奶、积乳囊肿、肉芽肿性乳腺炎、炎性乳腺癌等。如果治疗效果一直欠佳，必要时需进行乳房肿块穿刺活检进行病理学检查来最终确诊。

七、治疗

哺乳期乳腺炎的治疗原则为不中断母乳喂养，有效移出乳汁，合理使用抗生素、镇痛药，必要时适当补液。保证休息，营养均衡，做好心理支持。

1.局部治疗　减轻局部水肿，有效排出淤积的乳汁，利于炎症消散。

（1）乳房按摩：有效的乳房按摩可以排出淤积的乳汁，刺激泌乳反射，保持乳管通畅，减轻乳房肿胀。此法适用于任何情况引起的乳汁淤积及导管堵塞，但在乳房严重水肿时应避免局部直接按摩，应在该乳腺导管走行的其他无肿胀区域进行适当力度的按摩，保持乳腺导管通畅，达到刺激泌乳反射的目的即可。在婴儿吸奶前，应先对乳房进行负压软化。其目的是在婴儿含住乳头前，在乳晕周围建立一个环形凹陷区域，以便于婴儿含接。注意事项：按摩前注意洗手、保暖，每次6～10min，按摩的力度要适度，切忌暴力按摩。

（2）局部外敷：温敷或冷敷乳房（使用浸过温水或冷水的毛巾），均可减轻疼痛，但冷敷可减少组织水肿和炎症。冷敷可用硫酸镁溶液纱布外敷，可以降低皮温，减少皮肤血流量，间接减少乳汁的分泌，起到消肿、缓解疼痛、辅助控制炎症的作用。另外，可以使用中药如意金黄散外敷于乳房局部，具有清热解毒、消肿止痛、改善微循环、解除局部血管痉挛等作用。

2. 物理治疗

（1）吸乳器的使用：推荐使用电动吸乳器进行吸乳治疗，可佩戴大小合适的吸乳护罩，通过刺激泌乳反射促进乳汁排出。注意吸力要适度，吸乳时间不宜过长。使用吸乳器时，最重要的就是将吸乳护罩放置在正确的位置。此法适用于所有哺乳期患者，禁用于中央区严重水肿者，因吸乳护罩会压迫中央区加重局部水肿。

（2）超声药物透入：可使用超声脉冲电导于患处进行治疗，适用于局部皮肤无破损的患者，禁用于电导贴片过敏者。

（3）使用物理治疗仪：物理治疗仪有多种，包括半导体激光理疗仪、特高频理疗仪、低中频治疗仪等。

3. 乳头损伤的处理　由乳头损伤引起的乳腺炎或乳腺脓肿其局部处理参照本章第一节。

4. 全身治疗

（1）抗生素治疗

①抗生素使用指征：症状较重，包括全身症状及局部症状。如局部明显红肿、压痛，体温高于38.5℃，血常规白细胞计数＞$12×10^9$/L；乳头皲裂伴感染；症状轻微的乳腺炎，经保守疗法（有效排出乳汁与物理治疗）24～48h没有改善，或病情进展；乳汁培养明确存在致病菌。

②药物选择及安全性：a.经验性用药。在取得药敏结果前，推荐使用耐酶青霉素类（如苯唑西林钠）、头孢菌素一代（如头孢拉定）或头孢菌素二代（如头孢美唑）；在青霉素或头孢菌素过敏时，建议使用大环内酯类（如红霉素、阿奇霉素）或林可酰胺类抗生素（如克林霉素，但克林霉素应用于分娩1个月内的产妇时可能引起婴儿假膜性肠炎，应引起重视）。b.应根据致病菌检测及药敏试验，选用对婴儿无明显损害的抗生素。

③使用时间及停药指征：抗生素应足量、足疗程使用，推荐抗生素使用疗程为10～14d。停药指征包括局部体征消失、体温正常超过3d、白细胞计数恢复正常。

④MRSA的处理：MRSA已成为哺乳期乳腺炎感染的重要病原菌，是否能继续

母乳喂养尚存争议，但大多数专家认为早产儿不宜继续母乳喂养，应挤出乳汁扔弃。其次，MRSA 对大多数抗生素耐药，经验性用药后患者症状、体征明显缓解，可继续足疗程使用原抗生素至细菌培养阴性；若患者症状、体征无明显改善或加重，应根据药敏试验选用抗生素，推荐使用万古霉素、利奈唑胺或利福平抗感染治疗。

（2）疼痛及发热的处理

①非药物治疗：热敷和冷敷交替作用于乳房可以促进乳汁排出和减轻疼痛。热敷适用于哺乳前，并在热敷过程中按摩乳房，可以刺激泌乳，但在局部明显红肿的情况下不推荐局部热敷。冷敷适用于哺乳后、乳房按摩或吸乳器使用后，可以减轻乳房肿胀和疼痛。

②药物治疗：推荐使用可以继续母乳喂养的药物，如对乙酰氨基酚或布洛芬。镇痛有助于形成喷乳反射，促进乳汁有效排出。发热时不需要停止母乳喂养，推荐口服布洛芬及物理降温对症治疗。

（3）支持治疗：休息和适当饮水，及时纠正水、电解质紊乱；穿戴合适的支撑内衣，不要太紧；最好让患者和婴儿在一起，给予心理支持。

5.哺乳期乳腺脓肿的处理

（1）超声引导下脓肿穿刺冲洗术：大多数情况下，超声引导下的穿刺引流可以代替外科切开引流成功治愈乳腺脓肿，目前已成为哺乳期乳腺脓肿的首选治疗方案。穿刺失败的风险因素包括脓腔大于3cm、脓液量较大、病史较长。以局部炎性症状消失，超声检查无明显液性暗区为治愈标准。

（2）脓肿置管引流：目前有14G留置针置管持续引流治疗（图4-2），使用14G留置针制作负压引流装置治疗哺乳期乳腺脓肿。14G留置针具备穿刺、引流功能，同时具有冲洗作用，一次穿刺完成置管可减少患者痛苦，后续冲洗可稀释脓液利于引流，且治疗后留下的伤口只有针孔大小，大部分穿刺口愈合后无明显瘢痕，同时该方法具有较高的母乳喂养率，且不增加后续哺乳期乳腺炎复发风险。也可用小切口置管冲洗引流术（图4-3），适应证包括：脓腔大于3cm；脓腔内坏死组织多，脓液黏稠、分隔，穿刺冲洗困难者；穿刺引流后感染症状不能有效控制者；病变位于中央区，感染症状严重者；不能忍受多次穿刺和冲洗治疗者。引流液≤20ml，且引流液内无坏死组织或为纯乳汁时，可去除引流管，换药处理。

（3）乳腺脓肿切开引流术：切开引流术引流彻底，显效较快，但是愈合后往往留下明显的瘢痕，影响乳房外观；术中难免切断乳管导致乳瘘；术后需要频繁

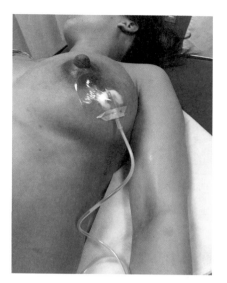

图4-2 14G留置针置管持续引流术

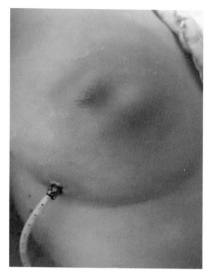

图4-3 小切口置管冲洗引流术

更换引流条，切口愈合时间长，导致产妇因无法忍受痛苦而终止母乳喂养。其为脓肿已破溃或穿刺引流术及置管引流术失败后选择的方案，目前已不首推该治疗方法。

八、哺乳期乳腺炎继续母乳喂养的安全性

母乳喂养已被大量研究证实具有多种近远期获益，无论是哺乳期乳腺炎还是哺乳期乳腺脓肿，在治疗过程中都应当鼓励患者继续母乳喂养，即使是在切开引流时也可继续母乳喂养。研究表明，哺乳期乳腺炎患者突然中断哺乳比持续哺乳进展成乳房脓肿的风险更高。Hassiotou等分析健康女性与乳腺炎患者母乳中白细胞和免疫因子的变化后，发现哺乳期乳腺炎患者母乳中免疫细胞及细胞因子的种类和数量均有所增加，这样的变化既有助于母体对乳腺感染的自身抵抗，也有助于激活婴儿的免疫系统。如果患乳伤口导致喂养困难，或者婴儿的吸吮完全不能缓解乳房症状，或者过分担忧继续喂养会使婴儿感染，则可改为手法排乳或者使用吸乳器排乳，以保持乳汁排出，这有助于缩短病程。同时，健侧乳房应坚持母乳喂养及适当护理。

九、预防

1.乳头内陷或扁平　每天进行数次提拉训练，挤捏乳头训练或吸乳器吸引牵拉。

2.乳头皲裂　指导正确的含接方式、哺乳姿势，预防和治疗乳头皲裂。

3.乳管闭塞和（或）乳管慢性炎症　指导正确的检查乳房方法，及时发现是否有硬结、疼痛或局部红斑形成，如果发现有乳汁淤积，保持排乳通畅。

4.乳汁量多或喂奶次数少　不建议过度使用吸奶器，适当排乳，使乳房不感到肿胀为宜。

5.精神压力大或过度劳累　产后抑郁焦虑也是乳腺炎形成的诱因之一，而哺乳期乳腺炎患者又因疾病疼痛，对母婴分离、不能继续哺乳担忧，因此良好的心理疏通能更好地促使患者配合治疗，促进疾病早日康复。

6.乳房遭受外伤　避免婴儿踢打、侧卧挤压乳房等。

7.不正确的离乳方式　应逐渐减少哺乳次数及每次哺乳的间隔时间，实现自然离乳。

8.含接不正确　正确的哺乳含接方法，婴儿吸吮时不仅要含住乳头，还要含住大部分乳晕；养成婴儿不含乳头睡觉的习惯。

9.饮食干预　多食新鲜水果蔬菜，减少刺激性、油腻食物摄入，嘱产妇多饮水，促进乳汁排出，防止淤积。

（吴　玲）

第五节　哺乳期乳房湿疹

参照国际疾病分类，湿疹包括特应性皮炎、脂溢性皮炎、接触性皮炎、淤积性皮炎、神经性皮炎等。哺乳期乳房湿疹临床并不少见，最常见于乳头乳晕，皮疹为多形性，常有皲裂、瘙痒，易复发。有时可与身体其他部位皮肤损害同时伴发。哺乳期乳房湿疹给女性带来了不同程度的困扰，严重可导致母乳喂养过早停止，不利于婴儿的生长发育，还对患者的生活质量产生重大影响。

一、概述

乳房湿疹（图4-4）是发生在乳头及乳晕处皮肤的一种非特异性变态反应性炎症，以哺乳期女性多见，大多数为双侧病变。

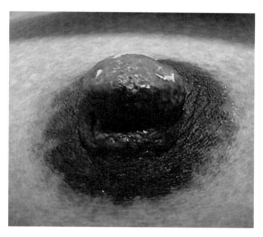

图4-4 乳房湿疹

二、发病机制

湿疹发病机制涉及多个方面，包括表皮屏障功能障碍、遗传因素、免疫应答改变、皮肤微生物群改变，以及触发炎症的环境因素。

三、影响因素

1.遗传因素 家族史（湿疹、哮喘或变态反应性鼻炎）是湿疹的最强危险因素。约70%的患者有特应性疾病的阳性家族史。FLG基因功能缺失性变异可导致表皮屏障受损，是湿疹及其他皮肤和变应性疾病的主要危险因素。

2.环境因素 包括气候、地域、空气污染程度、水质等。

四、临床表现

乳房湿疹主要表现为渗液、鳞屑、糜烂、皲裂等，好发于乳头和乳晕。可根据皮损严重程度、受累部位和面积、瘙痒程度及其对生活质量的影响分为轻、中、重三级。

1.轻度　局部皮肤干燥、瘙痒不频繁（伴或不伴小面积发红）；对日常活动、睡眠及心理社会健康状态影响轻微。

2.中度　局部皮肤干燥、频繁瘙痒、发红（伴或不伴抓挠引起的皮肤破损及局部皮肤增厚）；对日常活动和心理社会健康状态有中度影响，经常影响睡眠。

3.重度　广泛性皮肤干燥、持续瘙痒、发红（伴或不伴抓挠引起的皮肤破损、广泛性皮肤增厚、出血、渗出、皲裂及色素沉着改变）；日常活动及心理状态严重受限，经常失眠。

五、诊断与鉴别诊断

乳房湿疹的诊断主要基于病史、临床表现和检查。详细询问患者病史，如起病前有无大量使用肥皂、洗涤剂或衣物柔顺剂，有无使用含有芦荟、洋甘菊、蜂蜡和姜黄素的外用药物，以及起病前是否已开始母乳喂养或有无剧烈运动，这些情况可能诱发乳房湿疹。另外，还应了解患者的个人史和家族史，重点询问皮肤病史、过敏史和乳腺恶性肿瘤史。怀疑伴有真菌或细菌感染的患者可进行涂片等检查。疑似接触性过敏时需进行斑贴试验以确定过敏原。长期不愈合的病变应行活检以排除恶性肿瘤，如Paget病。另外，非侵入性的影像学检查，如皮肤镜、超声、反射式共聚焦显微镜，也可辅助诊断。

六、治疗

治疗乳房湿疹的首要原则是避免接触刺激原和过敏原，具体治疗可分为一般护理和药物治疗。

1.一般护理　①防止皮肤过度摩擦，建议乳房湿疹患者穿着宽松的棉质衣物；②彻底清洗干净衣物，减少与残留洗涤剂的接触，且不建议使用带有衬垫的内衣，因其容易残留洗涤剂。③保持皮肤滋润，使用润肤乳和pH为弱酸性的洗护产品；在进行体育活动时，可提前在乳头涂抹凡士林。④适当调整婴儿吸乳的部位，或使用乳头保护罩，在哺乳后用温水温和清洁乳头，可使用乳头保护霜。⑤若为婴儿食用的食物过敏原引起的乳房湿疹，则建议在给婴儿喂食该食物之后先清洗婴儿口腔，再进行哺乳。

2.药物治疗　外用弱效或中效的糖皮质激素软膏；在母乳喂养后还可以使用外用钙调神经磷酸酶抑制药，并在下次喂养前温和清洁乳头。如合并真菌或细菌感染，可参照其他相关章节进行处理。

（吴　玲）

第六节　哺乳期乳头雷诺现象

一、概述

雷诺现象最初是由 Maurice Raynaud 在 1862 年描述的，现在被认为影响了多达20%的育龄女性。雷诺现象是一种复发性外周血管循环障碍（小动脉血管痉挛，引起间歇性缺血，随后反射性血管扩张），特征性表现是受累区域皮肤（黏膜）变色，常出现三相或双相颜色改变。缺血时发白，严重时出现脱氧发青，然后反射性血管舒张和再灌注，颜色发红。最常表现在手和足趾上，也可能出现在乳头、鼻尖、耳郭、口腔黏膜、嘴唇等部位，一般为双侧对称性表现。雷诺现象可分为原发性或继发性。原发性雷诺现象是特发性的，而继发性雷诺现象有时与潜在的自身性免疫疾病有关，特别是结缔组织病变，如红斑狼疮、硬皮病、乳糜泻及乳房手术史等。雷诺现象是导致哺乳期女性乳头疼痛的原因之一。

二、发病机制

雷诺现象的发病机制目前尚未完全明确，主要有以下几点。

1.神经功能紊乱　目前被认为是常见发病机制，神经功能紊乱可能会使神经释放一些介质以此调节血管张力，这些介质包括降钙素基因相关肽、神经激肽 A、P 物质、神经生长因子、血管活性肠肽等，通过环磷酸腺苷（cAMP）或环磷酸鸟苷（cGMP）途径引起雷诺现象。

2.血管损伤　内皮细胞在血管功能中占据重要地位，它可分泌一氧化氮、前列腺素等活性物质，从而维持血管收缩与舒张的平衡。当这一平衡被打破后，血管功能受损致血管过度收缩、痉挛而发生雷诺现象。

3.血流动力学改变　Ziegler 等曾报道，患者体内纤维蛋白原水平与全血黏滞度增高，血流速度减缓，血液滞留，可引发雷诺现象。

4.其他 吸烟、药物及孕乳期激素水平改变也会导致雷诺现象的发生。

三、发病诱因及临床表现

乳头雷诺现象的发病诱因为精神压抑、摄入咖啡因、有主动或被动吸烟史、乳头或乳房受到冷刺激等，也可继发于妊娠高血压综合征孕产妇应用拉贝洛尔等血管收缩性药物后，还可能与系统性红斑狼疮等免疫系统疾病、甲状腺功能减退症等内分泌疾病有关。既往乳头外伤史可能会加重血管痉挛的程度。乳头雷诺现象的临床表现：在哺乳前、哺乳时或哺乳后，乳头感到尖锐的或抽动的疼痛，也可有麻木感、灼热感；乳头颜色改变：从白色到蓝色再到红色，当乳头颜色恢复正常时，疼痛往往也消失（图4-5）。

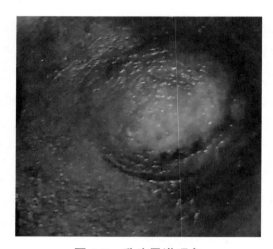

图4-5 乳头雷诺现象

四、诊断

如果典型的伴有乳头颜色改变的乳头疼痛持续4周以上，经反复调整含接姿势，确认不存在因为含接不好所致的乳头损伤，以及抗真菌及抗感染治疗失败后，应该考虑乳头的雷诺现象。

五、处理

乳头雷诺现象的处理需要综合的治疗，治疗的目标是减少与血管痉挛相关的疼痛，帮助患者继续母乳喂养。

1.一般处理　①选择在温暖的环境中哺乳，减少乳房在冷空气中的暴露时间；也可在哺乳结束后通过温毛巾等外敷乳房，热敷有助于扩张局部血管，缓解疼痛。②调整哺乳姿势，让宝宝充分含接乳晕，避免因乳头损伤和乳头牵拉过度引发雷诺现象。③注意避免过度排空乳房和风干乳头，哺乳结束后立即衣物覆盖乳头，胸垫湿后立即更换，保持乳头干爽，以避免引发血管收缩。④避免摄入咖啡因、尼古丁、减肥药、含有雌激素的药物，以及其他血管收缩药物，远离吸烟环境。

2.膳食补充剂　钙、维生素B_6、镁、月见草油和鱼油已被确定为可能有助于减轻乳头雷诺现象的膳食补充剂。

3.药物治疗　初期疼痛可以使用布洛芬，如果疼痛缓解不明显，且发作频繁，必要时可考虑口服扩张血管的药物。钙拮抗药硝苯地平是一种用于治疗高血压的钙通道阻滞药和血管扩张药，被认为可有效治疗血管痉挛，该药口服的生物利用度为50%，对婴幼儿的影响小。母乳喂养医学会（Academy of Breastfeeding Medicine，ABM）建议可以服用硝苯地平30～60mg缓释片或者速释片10～20mg，每日3次持续2周，但需医师根据具体情况开具处方后服用。

4.随访　对新母亲和婴儿的及时随访是必要的。如果症状轻微，选择保守治疗，2周内随访。而药物治疗需要密切监测不良反应，因此可能需要尽早随访。

积极治疗引起雷诺综合征的各种疾病和诱发因素，如果本身有自身免疫性、血管、内分泌等相关基础疾病，建议专科就诊治疗原发病。

（吴　玲）

第七节　哺乳期乳房真菌感染

真菌感染是哺乳期乳头或乳房疼痛的常见原因，其中大多数为念珠菌感染。念珠菌是人类阴道及胃肠道的常驻真菌，也是真菌感染的主要致病菌，可发生于局部或深层，具有播散性。婴幼儿口腔念珠菌感染（鹅口疮）也十分常见。乳头和（或）乳房（导管）中的念珠菌感染可引起严重的不适和疼痛，是导致女性停止哺乳的最常见原因之一。

一、概述

真菌是一种真核细胞型微生物，分布广泛，种类繁多，绝大多数对人无害。哺乳期乳房的真菌感染多由念珠菌引起，念珠菌是一种二倍体多态酵母，是人体中最常见的共生真菌。

二、临床表现

乳房真菌感染最典型的症状为乳头针扎样或剧烈疼痛，可放射至整个乳房甚至后背，多出现在正常哺乳一段时间之后，常发生在哺乳时或哺乳后疼痛剧烈且常持续1h以上，乳头可表现为亮红色、湿疹样改变，可伴有脱屑、发痒（图4-6）；乳头、乳晕皮肤褶皱处有白点，严重者甚至出现乳头皮肤或基底部破裂，不易愈合；患者可无发热等全身症状。有的患者仅有疼痛表现，严重影响生活作息及情绪，但就诊时无任何临床体征。

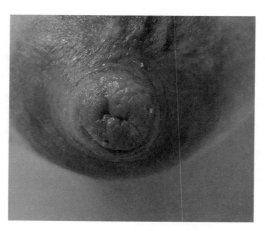

图4-6　乳头乳晕真菌感染

三、诊断与鉴别诊断

目前，乳腺真菌感染并无统一的诊断标准，通常根据临床表现作出诊断（表4-1）。乳汁中乳铁蛋白对念珠菌的生长起抑制作用，因而乳汁中较难培养出念珠菌。Francis-Morrill 通过实验室培养结果和症状诊断符合率来量化各种临床症状及体征的敏感性、特异性和阳性预测值。

表 4-1　哺乳期妇女乳腺念珠菌病症状的阳性预测值

症状／体征	阳性预测率
触痛＋烧灼痛＋疼痛＋刺痛＋皮肤改变	100%
烧灼痛＋疼痛＋刺痛＋皮肤改变	100%
疼痛＋刺痛＋皮肤改变	100%
触痛＋烧灼痛＋疼痛＋皮肤改变	80%～91%
烧灼痛＋疼痛＋皮肤改变	80%～85%
触痛＋烧灼痛＋疼痛＋刺痛	74%
烧灼痛＋疼痛＋刺痛	63%
疼痛＋刺痛	57%

注：皮肤改变：乳头和（或）乳晕发亮、变薄

　　乳腺念珠菌病需与以下几种情况相鉴别：①乳头上能看见黄白色的小点，可能是乳管堵塞导致的疼痛，可用无菌针挑开小点，使乳管通畅，但是容易复发。这种疼痛同样可以十分严重，但并不是乳房念珠菌病。②乳头和（或）乳晕湿疹，可发生于所有女性，与乳腺念珠菌病一样可以出现于正常哺乳一段时间之后，哺乳期的表现不典型。关于哺乳期乳头和（或）乳晕湿疹的研究较少，目前并无统一的患病率报道。Barankin 等报道的乳头和（或）乳晕湿疹患病率为 1.7%，其可表现为急性水疱疹及硬痂，甚至与剥脱性皮炎类似，较少侵犯乳头及乳头、乳晕连接处。这点与乳房念珠菌病不同，患者多有湿疹病史。③乳头的雷诺综合征会引起乳头的血管痉挛，导致严重的、搏动的、灼烧样疼痛，同时伴有特征皮肤颜色改变，予以抗真菌药治疗效果欠佳，患者可有雷诺现象病史，可与乳腺念珠菌病鉴别。④乳头的细菌感染，约占乳头和（或）乳房针扎样或烧灼样疼痛患者的 42%，可表现为乳头红肿、皲裂、渗出及全身发热。乳腺念珠菌病患者有乳头皲裂时还可合并细菌尤其是金黄色葡萄球菌感染。细菌和真菌的小菌落可共同形成生物膜，不易被抗生素渗透，导致慢性、易反复及症状不典型的感染，实验室阳性培养率低。

四、诱发因素

（1）妊娠期感染念珠菌阴道炎，在阴式分娩时可传染给新生儿，导致新生儿出现鹅口疮或成为念珠菌携带者，后续经过哺乳传染至母亲乳房。

（2）皮肤破损，见于哺乳姿势不当致乳头破溃、衣服过紧或皮肤浸渍致皮肤微损伤等，破损的皮肤在哺乳时容易从婴儿口腔中感染念珠菌。

（3）母亲因其他疾病需要使用广谱抗生素时，可能造成菌群失调，导致真菌机会性感染。

五、治疗

不论婴儿有无症状，均应同时给予母婴治疗。母亲在每次哺乳完后可予以咪康唑乳剂涂抹乳房感染部位，如合并金黄色葡萄球菌感染，可同时外用莫匹罗星抗生素乳剂；如出现乳头或乳房疼痛难忍，可予以布洛芬、对乙酰氨基酚等镇痛药。若上述治疗效果欠佳，还可应用氟康唑全身治疗，氟康唑在乳汁中的药物浓度不及母亲服用时药物浓度的1%，不到儿科常用推荐剂量的5%，哺乳期应用是安全的。外用酮康唑对婴儿有严重的肝毒性，应避免使用。婴儿治疗方面，可以口服制霉菌素混悬液，或外用咪康唑凝胶。

（吴　玲）

第八节　哺乳后乳房下垂

一、概述

乳房是女性形体美学的重要标志之一，是女性的第二性征，解剖学位置在胸前外侧壁第2～6肋，外形挺拔自然。哺乳后可能导致库珀韧带及皮肤弹性变差，难以有效支撑乳房组织，发生乳房下垂，主要表现为乳房组织因哺乳后发生萎缩，导致乳头、乳晕与乳房皮肤同时下垂，有时可下垂至脐或脐以下，严重影响乳房的外观。

二、分级

乳头乳晕复合体（nipple-areola complex，NAC）和乳房下皱襞（inframammary fold，IMF）是评定乳房下垂程度2个主要标志。

Regnault提出采用乳头相对于IMF的位置进行侧面观分级（表4-2，表4-3），因简洁、有效被广泛应用至今（图4-7）。该分级方式可为手术切口的选择提供参考，随着下垂级别的增加，所选择的手术切口长度也相应增加。

表4-2 Regnault 分级法1

下垂程度	分级	描述
假性下垂		乳头平IMF、乳腺组织在IMF之下
轻度下垂	I	乳头平IMF或在IMF下1cm之内
中度下垂	II	乳头低于IMF但高于乳房最低点
重度下垂	III	乳头位于乳房最低点

表4-3 Regnault 分级法2

分级	描述
A	NAC在IMF上2cm
B	NAC在IMF上1cm
C	NAC在IMF上
D	NAC在IMF下1cm
E	NAC在IMF下2cm
F	NAC低于IMF下2cm

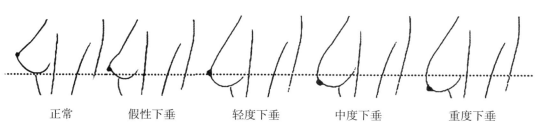

正常　　　假性下垂　　　轻度下垂　　　中度下垂　　　重度下垂

图4-7 Regnault 分级

三、原因

1.体内激素水平变化　妊娠期乳房由于激素水平的变化会增大，哺乳期乳房进一步增大，哺乳结束后，激素水平逐渐恢复到妊娠前水平，乳房组织开始萎缩，导致乳房下垂。

2.怀孕次数　妊娠期乳房的增大和激素的改变，会导致乳房组织的拉伸和松弛。妊娠次数越多，乳房下垂的概率就越大。

3.产后体重迅速下降　一些女性为了快速恢复身材，可能在产后迅速减轻体重，这会导致乳房组织的支持力减弱，加速乳房下垂。

4.穿戴不合适的内衣　哺乳期间，乳房大小会发生变化，如果穿戴的内衣不合适，无法提供足够的支撑，也会导致乳房下垂。

四、综合治疗

1.一般处理　穿戴合适的哺乳文胸，给予乳房一定的支撑；控制体重，合理饮食，保持正常范围内的BMI。

2.手术治疗　哺乳后乳房下垂一般无须手术，对形体要求高，要求手术者不应在孕妇或哺乳期行乳房下垂矫正手术，因为这些时期激素变化会影响手术结果。

（吴　玲）

第九节　乳房整形手术与母乳喂养

乳房手术包括乳房整形手术、乳房良性肿瘤手术、乳腺癌相关手术、乳腺脓肿切开置管引流术等。本节主要探讨乳房整形手术与母乳喂养的关系。乳房整形手术是否影响乳腺的哺乳功能，与手术方式、切口的选择及对乳腺解剖结构破坏的程度等多种因素有关。

1.假体置入隆乳术　对乳腺的哺乳功能影响较少，也不会造成乳汁的污染。

（1）假体放置部位：①胸大肌。对乳腺没有影响，可以正常哺乳，乳量正常。②乳腺下。可以正常哺乳，但假体紧贴乳腺，会对乳腺造成直接的压力，有可能压迫乳腺，阻止乳汁流出，影响乳汁产量。

（2）4 种假体置入手术方式对母乳喂养的影响：①乳房下皱襞。假体进入乳房的距离短，组织损伤小，可以正常哺乳，对乳量影响小。②腋下。从腋下进入，经过的路径较长，有可能损伤神经，导致术后乳房局部的感觉缺失，可以正常哺乳，但如果损伤神经，会对乳量产生影响。③乳晕：术后瘢痕不明显，但容易导致切口部位的乳腺导管断裂。如切断损伤神经通路会影响喷乳反射，影响泌乳量。④脐部。从脐部皱褶开始把假体置入乳房，容易损伤途经的组织，可以正常哺乳，对母乳喂养影响非常小。

（3）奥美定（聚丙烯酰胺）注射隆乳术：奥美定注入人体后会分解产生致癌物质，从安全角度考虑，不建议哺乳。产后应采取抑制乳汁分泌措施，减少并发症发生。

2. 缩乳手术　乳房缩小整形术是以切除部分乳房皮肤、乳腺组织，达到改善乳房形态和乳房位置的整形手术。在缩乳手术中乳头乳晕复合体下的乳腺组织及其乳管结构完整性不受影响的情况下，可以实现母乳喂养，但泌乳量会受到影响，所以要关注产奶量及婴儿的生长发育情况。

3. 乳头乳晕整形手术与母乳喂养

（1）乳头内陷矫正手术：通过手术将内陷的乳头及乳晕突出乳房表面，改善乳头形态及哺乳功能，解决由乳腺导管短或乳头肌发育不良的内陷问题。矫正手术主要包括支架法及切开法。支架法不切断乳管，可正常哺乳，但需佩戴支架时间较长；切开法会切断或部分切断乳腺导管，影响哺乳功能。哺乳期不建议进行乳头内陷矫正手术，易造成术后感染和影响哺乳。

（2）乳头乳晕缩小手术：通过切除部分乳头和乳晕组织，使乳头和乳晕恢复到理想的大小和形态，切口通常留在乳晕边缘或乳晕内，以减少瘢痕的可见性。手术后，乳头的感觉和哺乳功能通常不受影响。

（吴　玲）

第十节　乳房外伤与母乳喂养

乳房外伤包括钝性外伤、穿透性外伤、烧伤。乳房钝性外伤可表现为乳房疼痛、肿胀、淤血、出血、皮温升高等，其中乳房血肿较常见；乳房穿透性外伤表现为皮肤有破损，局部疼痛不适，伴有局部出血，可合并有肌肉、韧带、神经等损伤；乳房 I 度烧伤临床表现为局部红斑、干燥、疼痛，无水疱，3～5d 后，局部由红色转为淡褐色，表皮皱缩脱落，露出光滑的上皮面而愈合，一般不遗留瘢痕。浅Ⅱ度烧伤表现为局部红肿明显，有大小不一的水疱形成。表皮脱落可见创面红润、潮湿。如无继发感染，一般经过1～2周后愈合，不遗留瘢痕，有时会有较长时间的色素改变。深Ⅱ度烧伤表现为局部肿胀，皮肤发白或棕黄，间或有小水疱，将坏死表皮去除后，创面微湿、微红或白中透红、红白相间，如无感染，创面可于3～4周后愈合。Ⅲ度烧伤为皮肤全层毁损的烧伤，表现为局部苍白、无水疱，感觉丧失，发凉，质韧似皮革。全层组织烧伤几乎没有肿胀，但周围组织可能会很肿胀。大面积Ⅲ度烧伤需植皮方能愈合。

哺乳期乳房外伤轻者可按患者意愿继续哺乳。如果外伤后能够保留残余乳腺组织，则可继续母乳喂养。乳头-乳晕复合体缺失妨碍母乳喂养，但乳头-乳晕复合体变形对母乳喂养无影响。继续母乳喂养者在外伤治疗过程中不应使用含银敷料（如磺胺嘧啶银）、硝酸铈和聚维酮碘，两种敷料的物质可通过全身性吸收进入乳汁。在乳房严重外伤的情况下，如乳房大面积脂肪坏死、巨大血肿、深部烧伤或全身大面积烧伤等情况下，停止哺乳可能是最佳选择。

（吴　玲）

第十一节　乳腺肿瘤与母乳喂养

一、良性乳腺肿瘤对母乳喂养的影响

乳房良性肿瘤母乳喂养的禁忌证，有可能因为肿块较大压迫输乳管造成乳汁排出不畅、乳房胀痛等情况，此时需要局部冷敷等对症处理缓解不适。

手术是良性乳腺肿瘤的主要治疗手段，而手术对乳房正常生理结构造成的破坏是否会影响哺乳，取决于手术切口的位置、术中破坏组织的多少及手术后恢复情况。由于乳头处输乳管密集，手术部位越靠近乳头区域对今后输乳管通畅性影响越大；手术范围越小、破坏乳腺组织越少，对哺乳影响越小。一般来说乳房局部手术对正常生理结构的破坏较小，但是会不会影响哺乳仍然缺少相关的研究证据，目前有回顾性研究显示，接受了乳房良性疾病手术的患者母乳喂养成功率高达91.0%。很多产妇因为乳腺良性疾病手术后自行减少手术侧乳房的母乳喂养次数和时间，主要出于心理上的担心和焦虑，所以应该鼓励乳腺良性疾病手术后的产妇进行母乳喂养。对于某些手术范围较大或切断较大输乳管的情况，产后可能面临产奶量少或乳汁淤积的情况，这时需要对症处理乳汁淤积引起的肿胀，局部冷敷、甚至使用药物，必要时寻找专科医师处理。

二、恶性乳腺肿瘤对母乳喂养的影响

1. 母乳喂养与恶性乳腺肿瘤 母乳喂养对母体健康具有多方面的积极影响，特别是在降低乳腺癌的风险方面。根据多项研究，母乳喂养可以显著降低乳腺癌的发病率和死亡率，母乳喂养的时间越长，乳腺癌的发病风险越低。母乳喂养对于不同类型的乳腺癌具有不同的保护作用。研究发现，母乳喂养可以明显降低激素受体阳性乳腺癌的发病风险，但对于 Luminal A 和 Luminal B 亚型尚未观察到明显差异。另外，母乳喂养与儿童期癌症之间的关系并不完全明确。一些研究显示，母乳喂养可以降低儿童急性淋巴细胞白血病（ALL）和霍奇金淋巴瘤（HL）的风险，而另一些研究则未发现母乳喂养与儿童急性淋巴细胞白血病之间有显著关联。

母乳喂养对母体健康具有显著的保护作用，尤其是对于预防乳腺癌。尽管在儿童期癌症方面的研究结果尚不一致，但母乳喂养的整体益处仍然值得鼓励和支持。对于正在接受治疗的母亲，应在医师的指导下考虑适当的哺乳策略。

2. 哺乳期乳腺癌 哺乳期乳腺癌（postpartum breast cancer，PBC）是指在女性产后1年内发生的原发性乳腺恶性肿瘤。这种类型的乳腺癌具有其独特的发病时期和临床特点，通常与妊娠相关的生理变化有关，如激素水平的变化等。哺乳期乳腺癌确诊后，其治疗方法与一般乳腺癌一样，不同点在于需要考虑这些治疗方法对继续哺乳是否有影响。

（1）手术治疗：哺乳期乳腺癌的手术治疗可以在整个哺乳期间进行，由于乳房里乳汁淤积容易引起术后伤口感染，且术后因伤口疼痛等原因无法进行吸奶，故选择保乳手术的患者，建议在术前进行回奶处理；而选择乳房全切的患者则对术前回奶无严格要求。理论上来说健侧乳房在术后其乳汁生成不受影响，有条件进行哺乳。因此对于术后无须进行辅助药物治疗的患者，继续健侧母乳喂养在一定程度上是可行的。

（2）化疗：多柔比星、紫杉烷类、铂类、环磷酰胺等均可进入母乳，因此，化疗期间禁止哺乳。

（3）放疗：放疗可引起乳汁质量下降，皮肤改变、难治性乳腺炎等，因此原则上不推荐哺乳。

（4）内分泌治疗和靶向治疗：内分泌治疗和靶向治疗期间禁止哺乳，因为大多数抗癌药物在哺乳期的安全数据有限。同时接受内分泌治疗及靶向治疗后6个月内也禁止哺乳。

哺乳期乳腺癌患者的预后主要与肿块大小、淋巴结转移数目、疾病分期有关，而哺乳本身不影响疾病的预后。但考虑到乳腺癌术后需要进行药物辅助治疗，且所用药物未能证明服用期间对哺乳是安全的，因此对于哺乳期乳腺癌，不推荐继续进行母乳喂养。

3.乳腺癌后哺乳　全乳切除史的女性应计划单侧母乳喂养。只保留乳头乳晕复合体（NAC）的患者不具备母乳喂养的功能。可能有一些残留的乳房组织，这些组织在妊娠和（或）哺乳期可能会肥大，但不能正常泌乳。

行保乳手术的女性（局部乳房切除和全乳放疗相结合），也应计划单侧母乳喂养，因为以下几个原因可能导致患侧产奶量显著减少：肿瘤性乳房手术不仅会切除实质，还可能损坏正常喷乳反射所必需的神经；术后放射治疗引起不可逆的组织病理学改变包括纤维化，这可能会妨碍妊娠期的导管增生；辐射引起的乳头乳晕复合物缺乏弹性而导致吸吮困难，会让婴儿拒绝含乳。

希望利用催乳剂来增加乳汁产量的母亲应了解，催乳剂中许多物质是植物雌激素。尽管植物性雌激素可以安全地用于饮食，但它们在乳腺癌患者体内可能会降低内分泌的治疗功效。此外，鉴于催乳素水平升高与乳腺癌风险增加之间的相关性，多潘立酮和其他促进催乳素分泌的药物不建议使用。

乳腺癌综合治疗（包括化疗、靶向治疗、内分泌治疗）后的患者，常用的药物在体内停留时间并不会太长，最终都会被代谢掉，并不会对多年后的母乳喂养造成不良影响。因此，对于有乳腺癌既往史的妈妈来说，母乳喂养仍是可行的。

（李　铨　李　倩）

参考文献

[1] 布希. 乳房下垂的手术治疗新进展. 中国微创外科杂志, 2020, 20（7）: 4.

[2] 宁平, 刘泽宇, 汤沈力, 等. 哺乳期乳腺炎综合诊治的研究进展. 中华乳腺病杂志（电子版）, 2019, 13（2）: 121-123.

[3] 湿疹皮炎类皮肤病中西医结合药物治疗专家共识. 中华皮肤科杂志, 2023, 56（4）: 287-293.

[4] 孙旭, 王志华, 刘柳林. 穿刺抽吸联合垫棉法治疗早期哺乳期积乳囊肿的疗效观察.

中医外治杂志，2019，28（4）：3.

［5］首都医科大学附属北京妇产医院北京妇幼保健院，北京预防医学会妇女保健分会．哺乳期乳腺炎诊治专家建议．中国临床医生杂志，2019，47（11）：1276-1281.

［6］吴丹，荣晓凤．雷诺综合征的中西医诊治研究进展．现代中西医结合杂志，2021，30（30）：6.

［7］于兰婷，张靖，周戎君，等．哺乳期乳腺脓肿病原菌分布及耐药情况．中国感染控制杂志，2018，17（10）：928-931.

［8］张勇，亓发芝．乳房整形美容进展．中国美容整形外科杂志，2024，35（6）：321-324，356.

［9］中国妇幼保健协会乳腺保健专业委员会乳腺炎防治与促进母乳喂养学组．中国哺乳期乳腺炎诊治指南．中华乳腺病杂志（电子版），2020，14（1）：10-14.

［10］Anderson PO. Drug Treatment of Raynaud's phenomenon of the nipple. Breastfeed Med，2020，15（11）：686-688.

［11］Belkacemi，Y. Phyllodes tumor of the breast. Int J Radiat Oncol Biol Phys，2008，70：492.

［12］Faure C，Sidahmed-Mezi M，Ferrero L，et al. Successful breastfeeding after breast reduction surgery or mastopexy：A retrospective comparative study. Ann Chir Plast Esthet，2024，69（4）：307-314.

［13］Gardeil L，Delpierre V，Auquit Auckbur I. L'allaitement après une chirurgie mammaire ［Breastfeeding after breast surgery］. Ann Chir Plast Esthet，2022，67（5-6）：291-296.

［14］Hager M，Spencer A，Wegener A，et al. Breast trauma：a united states-based epidemiological study from 2016 to 2019. Cureus，2023，15（12）：e50334.

［15］Kraut R Y，Erin B，Christina K，et al. The impact of breast reduction surgery on breastfeeding：Systematic review of observational studies. PLoS ONE，2017，12（10）：e0186591.

［16］Li D，Li J，Yuan Y，et al. Risk factors and prognosis of acute lactation mastitis developing into a breast abscess：a retrospective longitudinal study in China. PLoS One，2022，17（9）：e0273967.

［17］Mao S. A survey of breastfeeding among women with previous surgery for benign breast disease：a descriptive exploratory study. Int Breastfeed J，2024：19-41.

［18］Merad Y，Derrar H，Belkacemi M，et al. Candida albicans mastitis in breastfeeding woman：an under recognized diagnosis. Cureus，2020，12（12）：e12026.

［19］Mishra SP，Tiwary SK，et al. Phyllodes tumor of breast：a review article. ISRN Surg，2013，36：14-69.

［20］Mitoulas LR，Davanzo R. Breast pumps and mastitis in breastfeeding women：clarifying the relationship. Front Pediatr, 2022, 10: 856353.

[21] Pereira M, Thable A. Raynaud's phenomenon of the nipple: Ensuring timely diagnosis. Journal of the American Association of Nurse Practitioners, 2021, 33.

[22] Reynaert V, Gutermuth J, Wollenberg A. Nipple eczema: A systematic review and practical recommendations. J Eur Acad Dermatol Venereol, 2023, 37 (6): 1149-1159.

[23] Sawangjit R, Dilokthornsakul P, Lloyd-Lavery A, et al. Systemic treatments for eczema: a network meta-analysis. Cochrane Database Syst Rev, 2020, 9 (9): CD013206.

[24] See MH, Yip KC, Teh MS, et al. Classification and assessment techniques of breast ptosis: A systematic review. J Plast Reconstr Aesthet Surg, 2023, 83: 380-395.

[25] Sierra, Jansen, Katherine, et al. Raynaud phenomenon of the nipple: an under-recognized condition. Obstetrics and Gynecology, 2019, 133 (5): 975-977.

[26] Wilson E, Woodd S L, Benova L. Incidence of and risk factors for lactational mastitis: a systematic review. Journal of Human Lactation: Official Journal of International Lactation Consultant Association, 2020, 36 (4): 673-686.

第5章
妊娠及哺乳期感染性疾病

第一节　乳汁的抗感染作用

母乳中的活性细胞成分、生物活性成分及微生物是新生儿和婴儿免疫系统发育的关键。这些成分有助于降低婴儿患呼吸系统感染、胃肠道感染、泌尿道感染、新生儿脓毒症及婴儿猝死综合征等的风险。母乳喂养通过其独特的抗感染和抗炎成分，以及亲喂时的母婴皮肤接触，直接改善婴儿的营养状况、胃肠功能、宿主防御和心理健康，促进固有免疫系统的发育。

第一，母乳中的细胞成分多样且复杂。巨噬细胞最多，能分泌溶菌酶和补体，发挥免疫防御作用；多形核白细胞参与炎症反应；淋巴细胞包括B细胞和T细胞，负责特异性免疫；自然杀伤（NK）细胞对抗病毒和细菌，抵抗外界感染；树突细胞激活T细胞，参与免疫应答；中性粒细胞和嗜酸性粒细胞参与免疫防御；干细胞具有分化潜能，具有修复作用。

第二，母乳富含多种生物活性成分，除了上述的活细胞，还有生长因子和免疫保护物质。这些成分包括活性蛋白（如α-乳清蛋白和β-酪蛋白）、免疫球蛋白、乳铁蛋白、低聚糖（HMO）、生长因子（如VEGF和TGF）、细胞因子（如IL和TNF）、益生菌和微生物（如双歧杆菌和乳杆菌）等。这些活性成分在婴儿消化道中可抵抗酶解，保持活性，直接在黏膜表面发挥作用，为新生儿和婴儿提供针对病原微生物及环境抗原的特异性和非特异性保护，构筑了抵御微生物侵袭的重要免疫屏障。

第三，母乳中的微生物对婴儿抵抗感染的能力有重要影响，尤其在环境卫生差的地区，母乳喂养是保护婴儿健康、预防疾病经济有效的措施。母乳中的微生物可促进肠道微生物群建立，形成以双歧杆菌为主的肠道微生物群，增强婴儿抗感染的能力；可直接传递益生菌如双歧杆菌至婴儿肠道中，进一步帮助菌群的建立；双歧杆菌等菌群的代谢产物可调节免疫细胞功能、促进婴儿免疫系统成熟；另外，微生物中的补体成分通过调节肠道微生态平衡，抑制病原体入侵和增强婴儿免疫力。

（梁永君）

第二节　妊娠及哺乳期病毒感染

传染性病毒感染是一类常见的疾病，其特点是病毒能够在人与人之间传播，具有较强的传染性。传播方式包括直接传播和垂直传播。直接传播：通过呼吸道飞沫、接触传播等；垂直传播：从母亲到胎儿（婴儿），如子宫内、分娩过程中或通过母乳。以下是一些常见的通过母婴传播的病毒。

1.人类免疫缺陷病毒（HIV）　是一种攻击人体免疫系统的病毒，可导致获得性免疫缺陷综合征（AIDS），即艾滋病。艾滋病是一种严重的免疫系统疾病，使体内多种免疫细胞受到损害，最终并发各种感染疾病及恶性肿瘤。

HIV的传播途径主要包括血液传播、性接触及母婴传播。而母婴传播则可能在妊娠、分娩或哺乳期间发生，HIV母婴传播率高达30%～50%，HIV可以通过母乳中的游离病毒和细胞内病毒进行传播，且母亲的高病毒载量和婴儿胃肠道发育不完善均会增加传播的易感性。

针对HIV母婴传播，首先，要进行妊娠期HIV检测以及在分娩后对新生儿进行早期诊断和治疗；其次，要避免哺乳喂养，因为母乳喂养可能会增加婴儿感染HIV的风险。抗反转录病毒疗法（ART）能减少母亲病毒载量，降低婴儿感染风险，是预防母婴传播的关键。ART包含多种药物，通过不同机制抑制病毒复制，控制病毒载量，恢复免疫功能，减少并发症。①妊娠期用药：妊娠期应尽早启动ART，对胎儿安全性较高。②哺乳期用药：替诺福韦和恩曲他滨母乳中浓度低，哺乳期使用对婴儿影响小，安全性好。

2.甲型肝炎病毒（HAV）　是一种RNA病毒，可导致甲型肝炎，其传播途径主要是粪-口途径，潜伏期14～28d。

妊娠期治疗：治疗以支持性为主，增加营养、注意休息。HAV不通过胎盘传给胎儿，妊娠期感染对胎儿影响小。关于孕妇接种HAV疫苗的安全性，目前证据有限。母乳喂养：目前无证据显示甲型肝炎病毒可通过母乳传给婴儿，感染的母亲可继续母乳喂养。

3.乙型肝炎病毒（HBV） 可导致急性或慢性肝炎，进而可能发展为肝硬化甚至肝癌。这种病毒主要通过血液、体液等途径传播。

HBV母婴传播主要发生于分娩过程中，而与母乳喂养无关，研究证明，母亲乙型肝炎病毒感染，不影响母乳喂养。

妊娠期用药：富马酸替诺福韦二吡呋酯（TDF）和替比夫定（LdT）对胎儿安全，无生殖毒性，TDF不影响胎儿发育。有研究显示，妊娠期服用TDF，不影响小儿的生长发育。两种药物均能有效降低HBV母婴传播风险。哺乳期用药：富马酸替诺福韦二吡呋酯（TDF）为首选药物，母乳中含量极低，几乎不影响婴儿；恩替卡韦（ETV）相对安全，母乳中药物量低，风险小；富马酸丙酚替诺福韦（TAF）安全性数据有限，但与TDF相似，认为较安全；聚乙二醇干扰素对婴儿的生长发育产生不利影响，建议暂停哺乳，使用配方奶。

4.丙型肝炎病毒（HCV） HCV可导致急性或慢性肝炎，进一步可发展为肝硬化和肝癌。HCV传播途径有血液、性接触和母婴传播，日常接触不传播HCV。母婴传播是主要途径，抗-HCV抗体阳性其传播风险为2%，HCV-RNA阳性传播风险则增至4%～7%，与病毒载量相关。

妊娠期用药：聚乙二醇干扰素和利巴韦林治疗丙肝，利巴韦林具有致畸性，聚乙二醇干扰素对胎儿宫内生长存在不良反应，妊娠期禁用，建议在分娩和哺乳期结束后再开始抗病毒治疗。哺乳期：HCV感染母亲可母乳喂养，不会增加婴儿感染HCV风险。母乳中HCV-RNA浓度低，生物活性成分对婴儿有保护作用。若母亲乳头出血或新生儿口腔有损伤，建议乳汁通过巴氏消毒后喂养。

5.丁型肝炎病毒（HDV） HDV需依赖HBV复制，常伴随HBV感染，导致严重肝损伤。目前无特效抗病毒治疗，重症患者可考虑肝移植，术后需抗HBV治疗防复发。

妊娠期用药：聚乙二醇干扰素治疗可以缓解病情，但对胎儿宫内生长存在不良反应，妊娠期禁用。研究显示，其联合利巴韦林用药即使小剂量也可能导致动物畸形，风险随剂量增加而上升。因此，育龄妇女治疗期间及随后6个月的随访期应采取有效的避孕措施，避免妊娠。哺乳期：HDV感染母亲可安全母乳喂养，HDV不通过母乳传给婴儿。尚不清楚长效聚乙二醇干扰素能否经乳汁分泌，建议治疗开始前停止哺乳。

6.戊型肝炎病毒（HEV） HEV主要可以通过污染的食物、水源、输血及母婴途径传播，主要通过粪口途径传播，常见于卫生条件较差的地区。戊型肝炎通常为急性自限性疾病，但在孕妇或免疫力低下者中可能严重至威胁生命，孕妇、营养不良或有肝病史的人群更易发生急性肝衰竭。

妊娠期用药：妊娠期戊型肝炎的治疗主要是对症支持治疗，重症患者需要更积极的治疗措施，包括人工肝支持治疗和肝移植。利巴韦林对孕妇有致畸风险，妊娠期禁用。哺乳期：可以继续母乳喂养，但如果处于急性期，建议暂时停止哺乳以减少病毒传播风险。哺乳期禁止使用利巴韦林，利巴韦林可致婴儿贫血和血细胞减少。

7.巨细胞病毒（CMV） 是一种DNA疱疹病毒，初次感染后可潜伏并再激活。孕妇可通过体液、性接触、输血、器官移植感染CMV。垂直传播病毒通过胎盘传给胎儿。新生儿可能在分娩时或通过母乳喂养感染CMV。妊娠期用药：缬更昔洛韦、更昔洛韦、西多福韦和膦甲酸等抗病毒药物的使用安全性和有效性数据目前非常有限，建议妊娠期避免使用；CMV免疫球蛋白不推荐用于常规产前治疗；万乃洛韦可能减少宫内感染，但缺乏随机双盲对照研究。哺乳期用药：膦甲酸钠和西多福韦使用时应暂停哺乳，对婴儿影响不明；更昔洛韦动物实验显示有致畸风险，使用更昔洛韦和缬更昔洛韦后，建议停药72h再哺乳。

8.流感病毒 可引起急性呼吸道感染。甲型和乙型流感病毒是季节性流感的主要病原体。流感病毒主要通过飞沫传播，感染者在症状出现前1d至症状出现后5～7d具有传染性。接种流感疫苗是预防流感的有效手段，高风险人群可在症状出现后48h内开始抗病毒治疗。

妊娠期用药：奥司他韦是推荐的抗病毒药物，研究显示在妊娠期使用对胎儿的影响较小。哺乳期：母乳喂养对保护婴儿免受流感等呼吸道感染至关重要，母乳中的免疫成分如抗体、乳铁蛋白和补体因子能增强婴儿的抵抗力。若孕妇在产前接种疫苗或感染过流感，其乳汁中的特异性分泌型IgA抗体可降低婴儿感染风险。即使母亲患流感，采取适当防护措施后，仍可继续母乳喂养。哺乳期使用奥司他韦也是安全的，研究表明母乳中药物含量极低，确保了用药的安全性。

9.疱疹病毒 疱疹病毒是全球常见的DNA病毒，主要通过直接接触如口腔和性行为传播，也能间接通过污染物品传播。水痘-带状疱疹病毒可通过空气传播，引发儿童水痘和老年人带状疱疹。EB病毒与单核细胞增多症及某些癌症相关，常无症状，可长期潜伏体内。

妊娠期用药：妊娠期使用阿昔洛韦被认为是安全的，且是治疗单纯疱疹病毒（HSV）感染的首选药物。伐昔洛韦是阿昔洛韦的前体药物，具有更好的口服吸收效果。相对而言，泛昔洛韦的研究数据较少，建议妊娠期停用。哺乳期：研究表明阿昔洛韦、泛昔洛韦和伐昔洛韦在母乳中的含量极低，哺乳期使用是安全的。

10.登革热病毒（DENV）　登革热是由登革病毒引起的急性传染病，通过伊蚊叮咬传播，有4种血清型。感染后对特定型别免疫持久，但对其他型别免疫短暂，连续感染不同型别会增加重症风险，大多1～2周恢复，极少数发展为重症。DENV可母婴传播，孕妇感染可能出现早产、低体重儿。

妊娠期用药：妊娠期退热可选择对乙酰氨基酚，避免使用布洛芬和阿司匹林，以防出血。哺乳期：乳汁中的对乙酰氨基酚浓度与血液中的浓度差不多，哺乳期妈妈使用对乙酰氨基酚后，对婴儿的影响相对较小，被认为是安全的。不过，哺乳期妈妈在使用对乙酰氨基酚时，仍需注意剂量控制、症状监测，并避免长期使用，以减少对肝脏的潜在负担。

11.汉坦病毒（HV）　可引起流行性出血热（HFRS），可通过接触鼠排泄物、污染气溶胶、污染食物水源和蜱虫叮咬传播，母婴传播罕见。

妊娠期用药：妊娠期禁用利巴韦林，因其可致出生缺陷、流产或死产。糖皮质激素可增加先天畸形、子痫前期、妊娠糖尿病、低体重儿和新生儿肾上腺功能减退的风险。哺乳期：可安全使用对乙酰氨基酚；利巴韦林不推荐，因其可能通过乳汁影响婴儿；生理剂量糖皮质激素对婴儿无害，但中等剂量治疗时不宜哺乳。鉴于这些风险，哺乳期妇女应避免使用利巴韦林和糖皮质激素。如需使用，应暂停哺乳并丢弃乳汁。

（梁永君）

第三节　妊娠及哺乳期细菌感染

细菌感染是指当细菌侵入人体后，于体内生长繁殖，并与人体发生相互作用，从而引发疾病的过程。这些能够感染人体的细菌被称为病原菌或致病菌。细菌感染可以发生在身体的任何部位，并引起多种不同的症状和疾病。如皮肤感染可能表现为脓疱或疖肿，耳部感染可能导致中耳炎，咽喉感染可能引起链球菌性喉炎。细菌感染甚至还可能引起更严重的全身性疾病，如败血症细菌感染通常需要使用抗生素治疗，但在妊娠及哺乳期抗生素的使用有其特殊性。

一、传染性细菌感染

结核分枝杆菌（Mycobacterium tuberculosis）是一种主要通过空气传播的细菌，它能够引起结核病（tuberculosis，TB），这是一种在全球范围内广泛分布的慢性传染病。结核病通常累及肺部，但也可能影响身体的其他器官。

妊娠期用药：乙胺丁醇在动物实验中大剂量时可引起胚胎畸形，尚未证实对人类有致畸作用，是妊娠期治疗结核的首选药；链霉素具有耳毒性和肾毒性的风险，建议妊娠期避免使用，特别是妊娠早期（前3个月）避免使用，以减少对胎儿潜在危害；吡嗪酰胺在动物实验中证明对胎儿有潜在风险，如生长迟缓，建议妊娠期避免使用。哺乳期：①活动性肺结核患者需母婴隔离，禁止哺乳。规范治疗两周后，痰检阴性可解除隔离并恢复哺乳。②口服吡嗪酰胺、乙胺丁醇、异烟肼和链霉素应暂停哺乳，停药后恢复哺乳的时间参考药物半衰期，建议至少停药5个半衰期后再哺乳。③在特定情况下，肺结核患者不宜直接哺乳，但可间接哺乳，包括妊娠期确诊肺结核且至分娩时未治疗、抗结核治疗中痰菌阳性、乳腺结核、急性粟粒性结核、结核感染合并乳头或乳房破损。间接哺乳方法是将母乳吸出或挤出后行巴氏杀菌处理，再喂养。

二、非传染性细菌感染

金黄色葡萄球菌引发的哺乳期乳腺炎症常见于产后1～4周，临床表现为蜂窝织炎和脓肿的形成，受感染区域红肿并伴有疼痛感，特别是乳头周围。哺乳期乳腺炎若处理不当，可进一步发展为乳腺脓肿。乳腺脓肿可能导致大量细菌释放至母乳中。通常用青霉素类、头孢类抗生素治疗，对于部分耐药菌可采用万古霉素等。妊娠期、哺乳期可安全使用B类青霉素和头孢类抗生素，低毒性不致畸，对胎儿、婴儿影响小。大量研究证明，万古霉素在哺乳期女性中的使用并不明显增加婴儿的副作用，对哺乳婴儿的危害甚微。然而，目前尚无关于人类乳汁中存在万古霉素、对母乳喂养婴儿的影响或经口给药后对乳汁产量影响的数据。口服盐酸万古霉素胶囊后，万古霉素的全身吸收较低，目前暂无导致哺乳期婴儿临床相关暴露的报告。值得注意的是，万古霉素对孕妇和胎儿均有潜在的毒性作用，妊娠期应避免使用万古霉素。确有用药指征时，须在血药浓度监测下使用，以保证用药的安全性和有效性。

第四节　妊娠及哺乳期立克次体感染

立克次体（rickettsia）是一类细胞内寄生的原核细胞型微生物，寄生在吸血节肢动物体内，以节肢动物为传播媒介。多数立克次体耐低温及干燥，对高温及一般消毒剂抵抗力弱。由立克次体属病原体引起的疾病统称为立克次体病，人感染立克次体主要通过吸血节肢动物（如虱、螨、蚤、蜱等）的叮咬而传播，临床症状以发热、头痛、皮疹为主。

我国常见的三大立克次体感染病为流行性斑疹伤寒、地方性斑疹伤寒、恙虫病，分别对应普氏立克次体、莫氏立克次体、恙虫病东方体。

一、流行性斑疹伤寒

人虱是本病的传播媒介，患者是唯一的传染源，患者自潜伏期至退热后数天均具有传染性，病后第1周传染性最强，一般不超过3周。近1个月内居住地有斑疹伤寒流行或1个月内去过流行区，有虱叮咬史及与带虱者接触史，出现发热、剧烈头痛、皮疹与中枢神经系统症状者，应考虑是否患有流行性斑疹伤寒。

多西环素、四环素类药物对本病具有特效，氯霉素亦有治疗作用。但在妊娠期及哺乳期用药选择需谨慎，四环素类药物可能致畸，且可能会引起孕妇肝衰竭，为妊娠期禁用药物；氯霉素可能导致灰婴综合征，妊娠期慎用，如有使用指征，使用期间应监测血药浓度，以降低对胎儿的影响。

针对哺乳期妇女用药，有以下建议：①感染期建议母婴隔离，不进行母乳喂养，避免传染；②产妇服药后，药物可在乳汁中分泌，四环素类药物因对牙齿和骨骼有不良作用，根据药物半衰期（6～22h），建议停药至少5d后再哺乳。此外，钙剂可能会降低多西环素的疗效，建议产妇服用多西环素和钙剂至少间隔2h。

二、地方性斑疹伤寒

家鼠为本病的主要传染源，莫氏立克次体通过鼠蚤在鼠间传播，通过鼠蚤的叮咬传播给人。妊娠期及哺乳期女性感染后表现无特异性，病情较轻，易漏诊。对流行区发热患者或发病前1个月内去过疫区者，应警惕本病的可能。

妊娠期及哺乳期患者的治疗同流行性斑疹伤寒。此外，氟喹诺酮类药物对此病亦有效，但环丙沙星属于妊娠期禁用药物；氧氟沙星在人类和动物实验中尚未发现致畸作用，但存在潜在致畸风险，建议妊娠早期避免使用；培氟沙星目前用药经验较少，因其可通过胎盘入血，建议避免使用。

第五节　妊娠及哺乳期螺旋体感染

螺旋体（spirochete）是一类细长、柔软、弯曲的原核细胞型微生物，生物学上介于细菌和原虫之间。自然界中多存在于鼠、蜱、虱、家畜体内，同时也可经感染动物排泄物进入水源中存活，当人类接触带病动物或疫水后也可成为传染源。螺旋体对高温及一般消毒剂抵抗力弱。

螺旋体种类繁多，目前对人致病的螺旋体主要有钩端螺旋体属、密螺旋体属、疏螺旋体属，分别导致钩端螺旋体病、梅毒、回归热与莱姆病。根据疾病不同，患者会出现不同的症状如发热、寒战、肌肉痛、梅毒疹、红斑等，严重者可危及生命。

一、钩端螺旋体病

直接接触病原体是主要的传播途径，携带钩端螺旋体的动物排尿污染周围环境，病原体通过破损的皮肤和黏膜侵入体内。近1个月接触疫水或病畜后，出现急起发热、全身酸痛、腓肠肌疼痛与压痛、腹股沟淋巴结肿大等应考虑钩端螺旋体病。

妊娠期用药：青霉素、头孢菌素属于B类药物，在妊娠期使用相对安全；庆大霉素、四环素妊娠期禁用。哺乳期：无须母婴隔离。考虑本病临床表现复杂，病情轻重不一，建议产妇多休息，暂停哺乳。无过敏者建议首选青霉素，产妇病情恢复后即可哺乳。庆大霉素有肾毒性及前庭毒性，建议停药至少1d后再哺乳。四环素类药物因对牙齿和骨骼有不良作用，建议停药至少5d后再哺乳。

二、梅毒

梅毒是由梅毒螺旋体（苍白螺旋体）引起的一种全身慢性传染病，主要通过性接触传播。临床表现复杂，可侵犯全身各器官，造成多器官损害。梅毒为人类特有疾病，患者是传染源，患者的血液、精液、乳汁和唾液中均有梅毒螺旋体存在。有不洁性交史、婚姻配偶或性伴侣有梅毒者，应行梅毒血清试验，用非螺旋体抗原试验做初试，如呈阴性，若怀疑为梅毒患者，应进一步检查；如果呈阳性，结合病史及体格检查符合梅毒，可诊断。

母体内的梅毒螺旋体可通过胎盘或分娩时经皮损导致胎儿感染。发病年龄小于 2 岁者称早期先天性梅毒，大于 2 岁者称晚期先天性梅毒。先天性梅毒不发生硬下疳，常有严重的内脏损害，对患儿的健康影响很大，病死率高。

妊娠期用药：青霉素、红霉素属于 B 类药物，在妊娠期使用相对安全；四环素妊娠期禁用。母乳喂养：因患者的皮损、血液、乳汁和唾液中均有梅毒螺旋体存在，婴儿感染后对健康影响大，建议母婴隔离，避免传染。无过敏者治疗建议首选青霉素、红霉素，病情恢复后即可哺乳。四环素类药物因对牙齿和骨骼有不良作用，建议停药至少 5d 后再哺乳。

三、回归热

回归热是由回归热螺旋体（疏螺旋体属）引起的急性虫媒传染病，患者是虱传回归热的唯一传染源。鼠类等啮齿动物是蜱传回归热的主要传染源和储存宿主。妊娠期及哺乳期女性感染后可表现为阵发性高热伴全身疼痛、肝脾大，重症有黄疸和出血倾向，短期热退，数日后又反复发热，发热期与间歇期交替反复出现。我国已消灭本病多年，应警惕首发病例被忽略。

妊娠期用药：四环素禁用。红霉素属于 B 类药物，在妊娠期的使用相对安全。氯霉素可能导灰婴综合征，妊娠期慎用，使用期间应监测血药浓度，降低对胎儿影响。哺乳期：母婴隔离，隔离至体温正常后 15d，待产妇彻底灭虱，可考虑继续母乳喂养。

四、莱姆病

莱姆病是由伯氏疏螺旋体引起的自然疫源性疾病，硬蜱虫叮咬人传播。鼠类自然感染率很高，是本病的主要传染源和保存宿主。近日至数月曾到过疫区，或有蜱虫叮咬史，早期出现慢性游走性红斑有诊断价值。

妊娠期用药：红霉素、青霉素，属于 B 类药物，妊娠期使用相对安全。哺乳期：患者仅在感染早期血液中存在伯氏疏螺旋体，故作为本病传染源的意义不大，无须母婴隔离。药物治疗建议首选红霉素、青霉素，停药后可继续哺乳。四环素类药物因对牙齿和骨骼有不良作用，建议停药至少5d后再哺乳。

（张远萍）

第六节　妊娠及哺乳期寄生虫感染

寄生虫指寄生生活的多细胞无脊椎动物和单细胞原生生物。寄生虫感染是指寄生虫侵入人体（宿主）生存、繁殖，然后引起宿主组织细胞受损的病理状态。常见的人体寄生虫按照动物形态可分为原虫、蠕虫、节肢动物三类。

一、原虫病

原虫是单细胞真核生物，整个虫体由一个细胞构成，具有生命活动的全部功能。医学原虫包括寄生在人体的腔道、体液、组织或细胞内的致病及非致病性原虫，约有40余种。原虫侵入人体所致的疾病称原虫病。如溶组织内阿米巴、疟原虫、利什曼原虫、锥虫，对人体可造成严重危害。

（一）阿米巴病

由溶组织内阿米巴感染所致疾病统称为阿米巴病。按病变部位和临床表现的不同，可分为肠阿米巴病和肠外阿米巴病。

1.肠阿米巴病　肠阿米巴病又称阿米巴痢疾，是由溶组织内阿米巴寄生于结肠引起的疾病，主要为经口感染，病变部位多在近端结肠和盲肠。有进食不洁食物史或与慢性腹泻患者密切接触史，出现腹痛、腹泻，每天排暗红色果酱样粪便者，需考虑是否患此病。本病易复发，易转为慢性。

妊娠期用药：硝基咪唑类药物对阿米巴滋养体有强大杀灭作用，妊娠期谨慎使用，甲硝唑、替硝唑在动物实验中有致畸作用，若必须用药，建议妊娠3个月以上使用，二氯尼特（又名糠酯酰胺）是目前最有效的杀包囊药物，妊娠期禁用；巴龙霉素有耳毒性，可能导致胎儿内耳受损，增加听力损失的风险，尤其是在妊娠的中、晚期，建议谨慎使用。哺乳期：无须母婴隔离，注意个人卫生，饭前便后洗手，避免传播。硝基咪唑类药物治疗期间暂停哺乳，待5个药物半衰期后再考虑继续哺乳。使用二氯尼特治疗、一般情况好者无须暂停哺乳。

2.阿米巴肝脓肿 阿米巴肝脓肿由溶组织内阿米巴通过门静脉到达肝脏，引起细胞溶化坏死，形成脓肿，又称为阿米巴肝病。传染源、传播途径同肠阿米巴病。表现的轻重与脓肿的位置、大小及有否继发细菌感染等有关。流行地区、季节，疫区旅居史，出现体温逐日上升、肝区疼痛、血白细胞总数增多、粪便中找到溶组织内阿米巴，可确诊此病。

妊娠期用药：阿米巴肝脓肿以内科治疗为主，硝基咪唑类药物妊娠期谨慎使用，甲硝唑、替硝唑在动物实验中有致畸作用，若必须用药，建议妊娠3个月以上使用；妊娠期使用氯喹是安全的，多数人类资料表明妊娠期使用治疗剂量的氯喹不增加流产、死产或先天性畸形的风险。哺乳期：无须母婴隔离，注意个人卫生，饭前便后洗手，避免传播。硝基咪唑类药物治疗期间暂停哺乳，待5个药物半衰期后再考虑继续哺乳。氯喹在乳汁中有一定程度的分泌，但是量非常少，美国儿科协会和WHO认为母亲服用氯喹在哺乳期是可接受的，但考虑抗阿米巴治疗用药时间长，至少2～3周，建议用药期间暂停哺乳，结束治疗后可考虑继续哺乳。

（二）疟疾

疟疾是由人类疟原虫感染引起的寄生虫病，主要由雌性按蚊叮咬传播。少数病例可因输入带有疟原虫的血液或经母婴传播后发病。母婴传播的疟疾称为先天性疟疾或经胎盘传播的疟疾。临床上以反复发作的间歇性寒战、高热，继之出大汗后缓解为特点。

妊娠期用药：常用抗疟药为喹啉衍生物，妊娠期使用氯喹是安全的，多数人类资料表明妊娠期使用治疗剂量的氯喹不增加流产、死产或先天性畸形的风险。哺乳期：无须母婴隔离。考虑本病病情轻重不一，建议感染者多休息，暂停哺乳。无过敏者建议首选青蒿琥酯或氯喹，产妇病情恢复后即可哺乳。其他药物建议参考药物半衰期，至少5个药物半衰期后再考虑继续哺乳。

（三）黑热病

黑热病又称内脏利什曼病，是杜氏利什曼原虫感染引起的慢性地方性传染病，经由白蛉叮咬传播，偶可经口腔黏膜、破损皮肤、胎盘或输血传播。临床上以长期不规则发热、消瘦、肝脾大、全血细胞减少及血清球蛋白增多为特征。当有流行区居住、逗留史，表现出长期反复不规则发热，全身中毒症状相对较轻，进行性肝脾大、贫血、白细胞减少及营养不良等症状者，需考虑是否患黑热病。

妊娠期用药：黑热病治疗首选葡萄糖酸钠，动物实验表明，葡萄糖酸钠具有致畸作用，妊娠期避免使用，若必须使用，密切监测产检结果；米替福新具有胚胎毒性，妊娠期禁用；两性霉素B脂质体、巴龙霉素妊娠期期慎用。哺乳期：偶可经口腔黏膜、破损皮肤传播，建议母婴隔离。治愈后可继续母乳喂养。治愈标准：体温正常，症状消失，一般情况改善；增大的肝脾回缩，血常规恢复正常，原虫消失，治疗结束随访6个月以上无复发。

（四）弓形虫病

弓形虫病是由刚地弓形虫引起的人畜共患疾病。猫和猫科动物因其粪便中排卵囊数量多，持续时间长，是本病最重要的传染源。主要经口感染，也可经损伤的皮肤和黏膜传播。经输血、器官移植可在人与人之间传播。胎儿可在母体经胎盘而感染。妊娠早期感染多引起流产、死产或生下发育缺陷儿；妊娠中期感染多出现死胎、早产和小儿严重的脑、眼疾病；妊娠晚期感染胎儿发育可以正常，但可有早产，或出生后才出现症状，如心脏畸形、心脏传导阻滞、耳聋、小头畸形或智力低下。建议妊娠10～12周进行血清IgM弓形虫检查，如能确定感染，建议考虑治疗性人工流产；对于有动物接触史的孕妇，建议妊娠中、晚期也监测血清IgM，若提示感染，使用乙胺嘧啶等进行治疗，此外需要进行B超、羊水穿刺等检查，评估胎儿是否有异常，若提示发育异常，及时进行治疗性人工流产

妊娠期用药：孕妇在妊娠4个月内可选用乙酰螺旋霉素治疗，妊娠中晚期可考虑使用乙胺嘧啶。哺乳期：可经口、损伤的皮肤和黏膜传播，建议母婴隔离。结合具体情况使用药物，待5个药物半衰期后再考虑继续母乳喂养。若婴儿为先天性弓形虫病，即使为无症状感染者，亦需治疗。

二、蠕虫病

蠕虫是一类多细胞无脊椎动物，借助肌肉收缩做蠕形运动。可分为扁形动物门的吸虫和绦虫，线形动物门的线虫和棘头动物门的棘头虫。蠕虫寄生于人体引起的疾病称为蠕虫病，常见的有蛔虫病、钩虫病、蛲虫病、绦虫病、包虫病及肝吸虫病。

（一）血吸虫病

血吸虫病（schistosomiasis）是由血吸虫寄生于人体所致的疾病。常见的有日本血吸虫病、并殖吸虫病、华支睾吸虫病等。

1.日本血吸虫病　是由日本血吸虫寄生于门静脉系统所引起的疾病。急性期患者有发热、腹痛、腹泻或脓血便，肝大并有压痛等，血中嗜酸性粒细胞显著增多。慢性期以肝脾大或慢性腹泻为主。晚期则以门静脉周围纤维化病变为主，可发展为肝硬化、巨脾与腹水等。

妊娠期用药：吡喹酮禁用；妊娠前3个月避免使用蒿甲醚；青蒿素在妊娠早期可能导致流产，中晚期可以安全服用。哺乳期：无须母婴隔离，注意个人卫生，饭前便后洗手。本病临床表现复杂，病情轻重不一，建议重症感染者多休息，暂停哺乳。若一般情况良好，吡喹酮为哺乳期慎用药，对婴儿良性作用目前不明，可考虑停药至少1d后再继续哺乳。

2.并殖吸虫病　并殖吸虫病又称肺吸虫病，是并殖吸虫寄生于人体各脏器所致的一种慢性人畜共患寄生虫病。由于虫种、寄生部位、发育阶段和宿主反应性不同临床表现差异较大。

妊娠期用药：吡喹酮、三氯苯达唑妊娠期禁用；硫氯酚妊娠期慎用，若必须使用，需定期接受产检和超声检查，以评估胎儿的健康状况。哺乳期：患者及隐性感染者为主要传染源，建议母婴隔离，待彻底治疗后再解除隔离。吡喹酮（半衰期2h）、三氯苯达唑（半衰期22h）为哺乳期慎用药，对婴儿作用目前不明，可考虑停药至少5个半衰期后再继续哺乳。

3.华支睾吸虫　华支睾吸虫病俗称肝吸虫病，是由华支睾吸虫寄生在人体肝内胆管引起的寄生虫病。感染华支睾吸虫的哺乳动物（猫、犬、猪等）和人为主要传染源。人因生食、进食未煮熟而含有华支睾吸虫囊蚴的淡水鱼、虾或饮用囊蚴污染的生水而感染。其临床特征为精神不振、上腹隐痛、腹泻、肝大等，严重者可发生胆管炎、胆石症及肝硬化等并发症，感染严重的儿童常有营养不良和发育障碍。

妊娠期用药：吡喹酮是本病的首选药物，但在妊娠期禁用；硫氯酚妊娠期慎用，若必须使用，需定期接受产检和超声检查，以评估胎儿的健康状况。哺乳期：无须母婴隔离，注意个人卫生，饭前便后洗手。吡喹酮、阿苯达唑为哺乳期慎用药，对婴儿作用目前不明，可考虑停药至少1d后再继续哺乳。

（二）丝虫病

丝虫病是由丝虫寄生于人体淋巴组织、皮下组织或浆膜腔所引起的寄生虫病。主要通过蚊虫叮咬传播。临床特征在早期主要为淋巴管炎与淋巴结炎，晚期为淋巴管阻塞及其产生的系列症状。有蚊虫叮咬史，结合典型的周期性发热、离心性淋巴管炎、淋巴结肿痛、乳糜尿、精索炎、象皮肿等症状和体征，应考虑为丝虫病。

妊娠期用药：乙胺嗪、伊维菌素对微丝蚴和成虫均有杀灭作用；阿苯达唑常与乙胺嗪和伊维菌素联用。乙胺嗪妊娠3个月内或8个月以上禁用；伊维菌素、阿苯达唑可能致畸，不建议使用。

（三）钩虫病

钩虫病是由十二指肠钩虫和（或）美洲钩虫寄生人体小肠所致的疾病，俗称"黄种病""懒黄病"。传染源主要是钩虫感染者与钩虫病患者。主要经皮肤感染，亦可因生食含钩蚴的蔬菜、瓜果等经口腔黏膜侵入体内。临床常见表现为贫血、营养不良、胃肠功能失调、疲乏无力。在流行区有赤足下田史，出现贫血等临床表现，应怀疑钩虫病。通过粪便检查有钩虫卵者即可确诊。

妊娠期用药：钩虫病驱虫治疗主要使用阿苯达唑和甲苯达唑，但妊娠期禁用；硫氯酚妊娠期慎用，若必须使用，需定期接受产检和超声检查，以评估胎儿的健康状况。哺乳期：无须母婴隔离，但钩虫病患者粪便排出的虫卵数量多，是重要的传染源，建议加强个人卫生意识，避免传播。阿苯达唑为哺乳期慎用药，对婴儿作用目前不明，可考虑停药至少1d后再继续哺乳。

（四）蛔虫病

蛔虫病是似蚓蛔线虫寄生于人体小肠或其他器官所致的寄生虫病。患者及带虫者粪便含受精卵，是主要传染源。传播途径主要是吞入感染期蛔虫卵而感染。临床表现依寄生或侵入部位、感染程度不同而异。仅限于肠道者称肠蛔虫病，多无症状，可有不同程度消化道表现。蛔虫可钻入胆管、胰腺、尾及肝脏等脏器，或幼虫移行至肺、眼、脑及脊髓等器官，引起相应的异位病变，并可导致严重并发症。根据流行病学史，哮喘样发作、肺部炎症、嗜酸性粒细胞增高、腹痛等表现，应考虑蛔虫病可能。

妊娠期用药：常用阿苯达唑进行驱虫治疗，但妊娠期禁用；硫氯酚妊娠期慎用，若必须使用，需定期接受产检和超声检查，以评估胎儿的健康状况。哺乳期：无须母婴隔离，注意个人卫生，饭前便后洗手。阿苯达唑、伊维菌素为哺乳期慎用药，对婴儿作用目前不明，建议阿苯达唑停药至少1天，伊维菌素停药至少6d后再继续哺乳。

（五）蛲虫病

蛲虫病是由蠕形住肠线虫寄生于人体肠道而引起的传染病。患者是唯一的传染源，排出的虫卵即具有传染性，主要感染人群为儿童。主要症状为肛门周围和会阴部瘙痒，夜间更甚。凡有肛门周围及会阴部瘙痒者均应考虑蛲虫病，查到成虫或虫卵可确诊。

妊娠期用药：阿苯达唑、甲苯达唑等药物可快速有效驱蛲虫。阿苯达唑、噻嘧啶、双萘羟酸噻嘧啶、伊维菌素妊娠期禁用；甲苯达唑妊娠早期避免使用；硫氯酚妊娠期慎用，若必须使用，需定期接受产检和超声检查，以评估胎儿的健康状况。哺乳期：彻底消毒周围环境，母婴隔离，待除虫后再解除隔离。以上驱虫药均为哺乳期慎用药，对婴儿作用目前不明，建议阿苯达唑、甲苯达唑、吡喹酮停药至少1d，噻嘧啶停药至少2d后再继续哺乳。

（六）肠绦虫病

肠绦虫病是由寄生于人体小肠中的各种绦虫所引起的一类肠道寄生虫病。感染猪或牛带绦虫病的患者是该病的传染源。有生食或半生食猪肉或牛肉史，尤其是来自流行地区者应注意，出现呕吐或粪便排出白色带状节片者可诊断。

妊娠期用药：甲苯达唑、氯硝柳胺可在妊娠中、晚期使用，妊娠早期应避免使用。硫氯酚为妊娠期慎用药物，妊娠期用药后需定期接受产检和超声检查，以评估胎儿的健康状况。哺乳期：无须母婴隔离，注意个人卫生，饭前便后洗手。以上驱虫药为哺乳期慎用药，对婴儿作用目前不明，建议吡喹酮、阿苯达唑、甲苯达唑停药至少1d后再继续哺乳，氯硝柳胺停药至少2d后再继续哺乳。

（张远萍）

第七节　妊娠及哺乳期衣原体、支原体感染

一、衣原体

衣原体是一类严格真核细胞内寄生的原核细胞型微生物，主要类型包括沙眼衣原体、鹦鹉热衣原体、肺炎衣原体等。原体感染者、无症状带菌者、鹦鹉科鸟类、禽类是主要的传染源。主要传播方式包括呼吸道传染、母婴传播（产道感染）、直接接触、性接触传播等。感染不同类型的衣原体后表现各异。

妊娠期用药：四环素、氯霉素、多西环素和红霉素有抑制衣原体繁殖的作用。红霉素属于B类药物，在妊娠期的使用尚无致畸报道，相对安全；四环素妊娠期禁用；氯霉素可能导灰婴综合征，妊娠期慎用，使用期间应监测血药浓度，降低对胎儿影响。哺乳期：彻底消毒周围环境，母婴隔离。哺乳期建议首选红霉素治疗，治疗结束后可继续哺乳。四环素类药物因对牙齿和骨骼有不良作用，建议停药至少5d后再哺乳。

二、支原体

支原体是一类无细胞壁、形态多样的原核细胞型微生物。支原体在人和动物体内广泛存在，多无致病性，对人体有致病性的支原体主要有肺炎支原体、生殖支原体等。传染源主要是感染患者和携带者，可经飞沫传播、性接触传播或母婴传播。感染人体的不同部位，进而引起不同的疾病。

妊娠期用药：可选择红霉素和阿奇霉素，喹诺酮类禁用，此类药物可导致软骨损害，影响儿童发育。哺乳期：彻底消毒周围环境，母婴隔离。哺乳期建议首选大环内酯类治疗，治疗结束后可继续哺乳。喹诺酮类药物可导致软骨损害，影响婴儿发育，建议结合具体药物半衰期，经至少5个药物半衰期后再考虑继续哺乳。

（张远萍）

第八节　妊娠及哺乳期真菌感染

致病性真菌是指那些在特定条件下，如人体免疫系统功能减弱时，引起人体感染的一类真菌，常见的致病性真菌包括念珠菌属、癣菌属和曲霉属等。

真菌感染根据侵犯人体的不同部位，可以分为浅表真菌病、皮肤真菌病、皮下组织真菌病和系统性真菌病。真菌可以通过直接或间接接触、呼吸道吸入、血液播散、土壤水体接触、医源性途径进行传播。抗真菌药物的应用或多或少对胎儿或婴儿有一定的不良作用，需仔细斟酌。

妊娠期用药：妊娠期避免使用口服抗真菌药，特别是在妊娠早期。氟康唑、特比萘芬片能通过胎盘对胎儿产生不利影响。哺乳期：①母亲的皮肤真菌感染，可以继续母乳喂养。②母亲可以使用局部外用抗真菌药，如酮康唑乳膏、硝酸咪康唑等，但应避免使用口服抗真菌药，如特比萘芬片、氟康唑、伊曲康唑等。这些药物可通过母乳传给婴儿，对婴儿的安全性尚未确定。建议结合具体药物半衰期，经至少 5 个药物半衰期后再哺乳。③婴儿口腔内有念珠菌感染，要避免直接母乳喂养以减少传播风险，建议使用吸奶器收集乳汁供婴儿食用。④母亲一侧乳房真菌感染，如念珠菌性乳腺炎，应避免患侧乳房继续母乳喂养，可以用手挤或吸奶器排空乳汁，并使用健康的一侧乳房进行喂养。⑤干燥存放：确保哺乳用具在使用后彻底晾干，因为湿润的环境是真菌生长的温床。⑥个人物品不共享：避免与他人共享个人卫生用品，如毛巾、梳子等，以防止病原体的传播。

定期进行健康检查是早期发现和治疗真菌感染的关键。这包括皮肤检查、口腔检查等，以便及时发现异常情况并采取相应的治疗措施。

（梁永君）

参考文献

［1］陈艳成. 感染病学. 重庆：重庆大学出版社，2016：108-118.

［2］陈轶玉，于爱莲. 病原生物学与免疫学. 3版. 南京：江苏凤凰科学技术出版社，2018.

［3］邓子新. 微生物学. 北京：高等教育出版社，2017：1-77.

［4］丁艳丽. 临床妇产科常见急危重症. 西安：西安交通大学出版社，2014.

［5］李凡，徐志凯. 医学微生物学. 9版. 北京：人民卫生出版社，2018：199-205.

［6］李兰娟，任红. 传染病学. 9版. 北京：人民卫生出版社，2018：165-177.

［7］李玉叶，何黎. 性传播疾病的临床诊疗与预防. 昆明：云南科技出版社，2016.

［8］郝瑞著. 实用妇内分泌诊疗学. 天津：天津科学技术出版社，2018.

［9］黄红兰，石金舟. 医学微生物学. 武汉：华中科技大学出版社，2019.

［10］Goenka A，Kollmann TR. Development of immunity in early life. J Infect，2015，71Suppl 1：S112-S120.

［11］Gollwitzer ES，Marsland BJ. Impact of early-life exposures on immune maturation and susceptibility to disease. Trends Immunol，2015，36（11）：684-696.

［12］Gomez-Gallego C，Garcia-Mantrana I，Salminen S，et al. The human milk microbiome and factors influencing its composition and activity. Semin Fetal Neonatal Med，2016，21（6）：400-405.

［13］Turfkruyer M，Verhasselt V. Breast milk and its impact on maturation of the neonatal immune system. Curr Opin Infect Dis，2015，28（3）：199-206.

［14］Varghese GM，Dayanand D，Gunasekaran K，et al. Intravenous doxycycline, azithromycin，or both for severe scrub typhus. New England Journal of Medicine，2023，388（9）：792-803.

第6章
妊娠及哺乳期安全用药

第一节　妊娠及哺乳期药物风险分级

妊娠期、哺乳期与生命中其他时期一样，并不存在对疾病或外界病原微生物的豁免。无论妊娠期还是哺乳期女性罹患疾病时，都绕不开安全用药的话题。除了药物对患者的影响，妊娠期用药还需要考虑药物通过胎盘屏障对胎儿的作用，而哺乳期用药则需考虑药物通过血乳屏障进入乳汁对婴儿的影响。因此，在妊娠期和哺乳期，使用药物都需要特别谨慎。但无论是妊娠期还是哺乳期，都不是药物治疗的绝对禁忌，而在于如何在专业人员的指导下合理选择安全的药物，在用药治愈疾病的同时，不至于因用药对腹中胎儿或哺乳婴儿带来危害。事实上，不管是妊娠期还是哺乳期都有相应的药物风险分级体系，为安全用药提供指引。

一、妊娠期药物风险分级

妊娠期用药安全性分类有好几种办法，其中美国食品药品监督管理局（FDA）制定的标准广为各国医生所接受。该标准根据药物对动物和人类胎儿所具有不同程度的致畸危险将药物分为A、B、C、D、X五类。有些药物有两个不同的危险度等级，一个是常用剂量的等级，另一个是超常剂量等级。五类等级如下所示。

1. A级　在孕妇控制对照研究中，未发现药物对妊娠初期、中期和后期的胎儿有危险，对胎儿伤害的可能性极小。A级药物极少，如优甲乐、适量的维生素。正常范围内的维生素A是A级，但大剂量的维生素A可以致畸，属于X级的药物。

2. B级　在孕妇控制对照研究中，药物对妊娠初期、中期和后期的胎儿危险证据不足或不能证实；或在动物繁殖研究中，未见到药物对胎儿的不良影响。B级的药物也不多，包括常见的青霉素类及大部分的头孢菌素类抗生素。

3. C级　动物实验显示药物造成胎儿畸形或死亡，但无女性控制对照研究，使用时必须谨慎权衡药物对胎儿的潜在危险。只有在药物对孕妇的益处大于对胎儿的潜在危害，且无其他影响更小的替代药物的前提下，方可使用。C级药物相对较多，其中一部分药物因为进入临床时间不长或较少在孕妇中使用，缺乏相关研究数据，故难以有比较确切的结论。

4. D级　药物对人类胎儿危害的证据确凿，孕妇使用必须权衡利弊，只有孕妇生命危在旦夕或患有严重疾病非用不可时方能应用。实际上，大多数D级的药物均有B级或C级的替代药物，可以选择影响更小、安全性更高的B级药或C级药。

5. X级　在动物和人类的研究中已表明，药物可致胎儿异常，而且孕妇应用这类药物无明显获益。已妊娠或可能已妊娠的女性禁用。在常用的药物中，X级的药物并不多，除了前面提到的大剂量维生素A外，最为出名的是沙利度胺（thalidomide，反应停），曾经用于妊娠早期以减轻妊娠反应，结果发现胎儿出生后出现海豹畸形。这也是人们较早时期所认识的X级药物。

该标准虽然接受度较高，但依然存在相当多的不足，例如大多数关于妊娠期用药安全性的信息来自动物研究、非对照性研究和药物上市后监测，而非严格设计的人类对照性研究。为此，2014年12月，FDA回应要求将所有药物的妊娠分级标签A、B、C、D和X删除，取而代之的是2015年6月30日提出的新标签要求。要求标签以一致的格式而不是分类来提供特定药物的信息（称为最终规则）。新标签包括3部分内容：妊娠期用药风险概述、妊娠期用药安全性的数据分析及临床注意事项等信息，比原来的分级提供了更多的细节，有助于临床医务人员更加及时、有效地获取最新的药品信息，能够更好地指导妊娠期女性合理用药。需要注意的是，最终规则不适用于非处方药物。

二、哺乳期药物风险分级

目前针对哺乳期安全用药的分级被最广泛接受的是美国托马斯·W.黑尔教授和希拉里·E.罗博士提出的L分级。该分级根据药物对母乳喂养的潜在风险由低到高分为L1～L5五个级别。

L1级：适用于哺乳期。具有较充分的临床研究数据和临床实践经验没有观察到母亲在哺乳期使用该药物对婴儿的不良影响或影响甚微，或该药物婴儿口服后不能吸收利用。该类药物哺乳期母亲选用最安全。

L2级：可能适用于哺乳期。有限的临床研究数据和临床实践经验没有观察到母亲在哺乳期使用该药物对婴儿的不良影响或影响甚微。该类药物哺乳期母亲选用比较安全。

L3级：可能适用于哺乳期。缺少哺乳期母亲用药安全性的临床研究数据，但母乳喂养婴儿出现不良反应的可能性存在；或临床研究数据显示仅有轻微的不良反应发生。没有哺乳期用药安全性数据的新药自动划分至该级别，除非有循证医学数据证实其安全。该类药物只有在评估对婴儿利大于弊后哺乳期母亲方可选用。

L4级：哺乳期使用对婴儿潜在有害。有母亲哺乳期用药对母乳喂养婴儿损害的明确依据，或药代动力学显示危害明确存在。该类药物哺乳期一般不选用，除非哺乳期母亲用药后益处大于对婴儿的危害，如严重疾病或危及生命时的用药，而没有其他更安全且有效的药物可替代。使用这类药物期间，一般不建议母乳喂养；哺乳母亲在治疗期间可通过手挤奶或吸奶器排出乳汁，维持泌乳，待条件允许后再恢复母乳喂养。

L5级：哺乳期使用对婴儿危险性高。有充分的临床研究数据证实该类药物用于哺乳期母亲对母乳喂养婴儿有明确危害或产生明显危害的风险高。哺乳期母亲使用该类药物对婴儿的风险已明显大于继续母乳喂养的益处，该类药物禁止用于哺乳期母亲，或哺乳期母亲使用该类药物需中断或停止母乳喂养。

总体而言，L1～L3级别的药物在哺乳期使用都是相对安全的，大多数使用时可继续母乳喂养。在不影响疗效的前提下，尽可能选择L1和L2级别的药物。对于L2、L3级别的药物，针对其潜在影响会有相关用药注意事项及警告，如有些药物可能改变乳汁分泌的量或性状。使用L4、L5级别的药物期间需要停止哺乳，何时恢复哺乳则需要咨询专业的医师。

药物的哺乳期用药安全性的L分级在托马斯·W.黑尔教授和希拉里·E.罗博士编写的 *Medications and Mother's Milk* 一书中可以查到，该书收录了1100余种药物，覆盖西药、疫苗、草药及其他可能在哺乳期使用的物质的相关信息，不仅包括药物L分级，还包括药物相关研究内容、重要参数、用药建议等重要信息，可作为临床哺乳期用药选择的参考书。

不同数据库查到的哺乳期药物安全信息不尽相同，需要医师综合判断药物的安全性及使用的必要性，不影响疗效的前提下，选择哺乳期安全性高的药物推荐给哺乳妈妈。

第二节　妊娠期药物对胎儿的影响

妊娠期女性罹患某种疾病时，可能会需要药物治疗，药物吸收入血，经脐带中血液循环的物质交换透过胎盘屏障，药物就可能对胎儿产生不同程度的影响。造成影响的大小很大程度上取决于药物本身，处于哪个妊娠时期同样至关重要，另外母体和胎儿因素也有着不同程度的影响。

1.不同妊娠时期影响存在的差异

（1）受精起至着床20d内：此时药物表现出的是全或无效应，即要么直接导致胚胎停育，造成死胎，要么对胎儿完全没影响。这个阶段通常无致畸作用。

（2）受精后20～56d：这段时间是胎儿器官分化形成的最关键时期。此时用药导致胎儿畸形的可能性最大。

（3）妊娠中期：器官分化已完成，此时用药一般不会有致畸作用，但此时处于胎儿快速生长期，药物影响可能会造成发育迟缓或器官功能异常。

（4）妊娠晚期：此时用药一般不致畸，但可能影响胎儿出生后的适应性和健康状态。

2.药物本身　包括但不仅限于以下几点。

（1）分子量：大多数分子量＜500D的药物可通过胎盘屏障进入胎盘的血液循环中。大分子量的物质通常不容易通过。但免疫球蛋白G（IgG）是个例外，它通过胎盘的过程是一种被动免疫过程。

（2）血浆蛋白结合率：血浆蛋白结合率低的药物相对更容易通过胎盘屏障。

（3）半衰期：药物浓度在母体血循环和胎儿组织之间达到平衡最少需要30～60min。那些半衰期短的药物，血药浓度还没达到平衡时已经被代谢掉了，造成的影响也会相对更小。

（4）药物类型：不同类型的药物会通过不同的机制对胎儿产生影响。

（5）用药剂量和用药时间：高剂量或长期用药会增加胎儿暴露的风险，更容易导致出生缺陷、发育异常或其他不良反应。

（6）给药方式：通常情况下，静脉给药、口服给药、外用药所达到的血药浓度依次递减，所产生的影响也依次降低。

3.母体因素　包括影响药物吸收、分布、代谢、排泄等多个因素。例如妊娠期血容量增大，血浆蛋白浓度下降，药物相对更容易通过胎盘屏障；孕妇肝肾功能不全，那些经肝肾代谢的药物在体内存留更长的时间，也会产生更大的影响。

4.胎儿因素　胎儿对药物的敏感性可能受到基因的影响。母体和胎儿的基因差异可能导致对药物的反应不同。

并非所有药物均能通过胎盘屏障对胎儿产生影响。需要注意的是，药物不通过胎盘屏障仍然可能通过间接作用对胎儿产生影响，如胎盘血管收缩，进而影响胎儿气体和营养物质交换；子宫张力增高从而导致胎儿的缺氧性损伤；母体的生理功能改变，如能引起孕妇低血压的间接作用从而对胎儿产生影响。

妊娠期药物对胎儿的影响是一个复杂而重要的问题。如果可能，尽量避免在妊娠期使用不必要的药物，尤其是高风险的药物。不合理的用药给胎儿带来的负面影响是巨大的，不同妊娠时期所产生的影响会有所不同，或导致胚胎停育，造成死产，或增加流产、早产风险，或导致胎儿生长发育迟缓、器官功能异常、神经系统损伤，或影响胎儿的免疫系统，这种影响甚至持续到出生后对生长发育产生重大影响。为了确保母婴健康，妊娠期间用药应谨慎、科学、合理。在使用药物时，应遵循医师的指导，选择安全有效的药物，并密切监测药物反应。

第三节　哺乳期药物对母乳喂养的影响

所有药物都会不同程度的通过血乳屏障然后转运到乳汁中，但大部分药物的转运量都很低。只有转运到乳汁中的药物剂量才会潜在对婴儿产生影响的，而不是母体摄入的药物剂量。哺乳期用药潜在影响需要考虑3个因素，分别是药物、母体及婴儿。

1.药物因素

（1）分子量：分子量是药物进入乳汁重要的决定性因素。一般而言，分子量<200的小分子药物能轻易穿透血乳屏障进入到乳汁中。分子量大的药物则需溶于乳腺导管上皮细胞的脂质膜才能穿过细胞膜。蛋白类药物大多分子量大，转运至乳汁的难度增大，乳汁中检测到的浓度则极低。因此，分子量越小，药物转运进入乳汁的相对量越大；选择药物时尽可能选择大分子药物以减少通过血乳屏障的药物剂量。

（2）脂溶性：脂溶性越大的药物，即使不能直接通过导管上皮细胞之间的间隙，还可以溶于上皮细胞的脂质膜，从而转运至乳汁中。

（3）血浆蛋白结合率：不少药物在母亲血液循环中与白蛋白或其他蛋白相结

合，结合了蛋白的药物分子量或体积明显增大，更难通过血乳屏障，乳汁中药物的浓度则大大降低。

（4）药物半衰期：药物半衰期越短，甚至在两次哺乳间隔药物的血药浓度已经下降，是最理想的用药选择。因此，半衰期短的药物是优先选择。

（5）母亲的血浆药物浓度：这是一个更直接的概念，药物的血浆浓度越高，其潜在转运到乳汁中的量也越高；但不同药物间不能以此作横向比较，同一药物达到的血浆药物浓度越高，其转运到乳汁中的量一般越大。

（6）口服生物利用度：有些药物不经胃肠道吸收进入血液或者进入血液的量很低，这部分药物对母乳喂养的影响就很小。如蒙脱石散，其通过对胃肠黏膜的吸附，起到吸收水分的收敛作用，缓解腹泻。如乳果糖，其在肠内形成高渗环境，软化大便、增加大便容积，使大便易于排出，缓解便秘。

（7）用药剂量：相同药物，用药剂量越大，一般而言其血药浓度也越大，转运到乳汁中的量也越多。但并不能因为这个原因认为哺乳期需要比其他时期使用的有效剂量更小，减少药物剂量以规避对母乳喂养的影响。事实上，恰恰相反，用药剂量过小可能达不到有效治疗浓度，反而延长了治疗时间，并由此增加了用药的累积剂量，一方面不利于母亲的治疗，另一方面也增加了婴儿通过乳汁更长时间的药物摄取。为此，如果哺乳期需要用药，请在专业医师的指导下按医嘱用药，而不是自行减少用药剂量。

（8）给药方式：理论上静脉给药、口服给药、外用药几种方式母亲的生物利用度依次递减，为此，在保证治疗效果的前提下，尽可能选择影响更小的给药方式。

除了上述药物相关的因素外，还包括其他一些参数如达峰时间、解离常数、分布容积等。除此以外，还和药物的种类有关，如奥美拉唑为弱碱性，在酸性环境中极不稳定，通过乳汁进入婴儿的胃中基本都被胃酸破坏了。有些药物进入了乳汁，婴儿是否可以通过胃肠道吸收，也是决定药物是否具有有临床意义的生物效应的重要因素，另外还有些具有中枢神经活性的药物或放射性药物，在哺乳期都应该谨慎使用。

另外还有一个情况需要指出，就是部分药物虽然通过乳汁分泌可以不同程度被婴儿吸收，吸收的部分并不产生危害，但这部分药物滞留在胃肠道可能产生的复杂影响，甚至不良反应（如腹泻、便秘等），那么在选择上也应该尽可能避免。

总而言之，药物对母乳喂养的潜在影响的因素是多方面的，为此临床上哺乳期药物的合理使用需要更多的药代动力学数据，只有这样才能给予哺乳妈妈药物选择最科学的建议。

这里有一个很重要的概念，相对婴儿剂量（relative infant dose，RID），即婴儿经乳汁获取的药物剂量占母亲摄取的治疗药物剂量的比例，RID可以为临床医师提供标准化体重后婴儿暴露的药物剂量。目前绝大多数研究者认可，RID低于10%在哺乳期是安全的。

$$RID = \frac{婴儿剂量 [mg/(kg \cdot d)]}{母亲剂量 [mg/(kg \cdot d)]}$$

还有一方面不容忽视的是，药物对母体的作用，如一些药物可能引起乳汁的性状或乳汁量的改变，又或者可能对母亲产生镇静、疲乏、嗜睡或抑郁等精神心理影响。如伪麻黄碱会减少泌乳量；氯雷他定使用后会降低母亲体内的催乳素水平；氯苯那敏可以引起乳汁口味的改变从而导致婴儿拒乳，其用药还可能导致婴儿出现嗜睡和易激惹。

2.母体因素

（1）血乳屏障：介于乳房毛细血管与乳管之间，药物需要通过这层屏障从毛细血管壁渗出，通过乳管壁分泌到乳汁中。小分子的药物可从构成乳管壁的泌乳细胞间隙通过；而大分子或脂溶性药物则需要通过泌乳细胞双层脂膜才能进入到乳汁中。产后早期（72h内），泌乳细胞之间存在较大间隙，一些大分子药物可通过间隙直接分泌到乳汁。直到产后1周，泌乳细胞在催乳素的作用下不断膨胀，关闭细胞间隙，减少药物的通过。普遍认为，在产后早期，药物更容易进入到乳汁中。

（2）乳汁供应量：婴儿剂量不仅仅与乳汁中的药物浓度相关，还与婴儿摄取的乳汁量成正相关。乳汁摄取量越大，摄入的药物剂量越多。产后最初几天，因为乳汁量有限，为此这段时间使用药物通常只达到亚临床水平。

（3）哺乳与用药时机：母亲服用药物后，药物的血浆浓度会逐步升高直至达到顶峰，然后再逐步下降，理论上间隔服药时间越长，血药浓度越低，乳汁的药物浓度也越低。为此，推荐在上一次哺乳后或婴儿长睡眠前服药，这样下次哺乳时能间隔最长时间，把产生的影响降到最低。

3.婴儿因素　大龄婴儿的胃肠道发育相对成熟，对药物的代谢能力或机体代谢功能相对完善，哺乳期用药的风险相对较低。但新生儿（尤其早产儿或过低体重儿）胃肠屏障不完善，药物更容易通过肠道吸收，且对药物代谢能力较低，药物更长时间的蓄积，从而产生不良影响的风险增加。

哺乳期母体对药物的代谢大部分情况下和其他阶段一样，并没有什么差别。但母亲使用药物后，药物会不同程度的通过血乳屏障转运至乳汁中，从而对婴儿产生潜在的影响；另一方面，部分药物可能影响母乳分泌的量或口味，从而对母乳喂养产生负面影响。为此哺乳期应尽可能选择对母乳喂养干扰小、对婴儿影响小的药物。对于那些有明确损害证据的药物应尽可能避免使用。

第四节　妊娠及哺乳期用药原则和用药指导

一、妊娠及哺乳期用药原则

妊娠期、哺乳期和生命其他时期一样，都可能罹患各种疾病；但由于药物可能通过胎盘屏障对胎儿产生影响或母乳喂养用药潜在对婴儿的影响，药物使用上尤为谨慎。因此，妊娠期、哺乳期的用药需要遵循一定的原则，科学合理，确保安全。其用药原则有以下几项。

（1）明确用药指征，避免不必要的用药。

（2）需在医师指导下用药。

（3）选择安全性高的药物：妊娠期尽可能选择分级 A、分级 B 的药物；哺乳期最好选择 L1、L2 级的药物，以及部分可能适用的 L3 级药物。

（4）避免联合用药，避免药物之间的相互作用。

（5）尽可能选择单一成分药物，而非复方制剂。

（6）尽可能选择速效剂型而非长效剂型药物。

（7）尽可能不使用中成药。

（8）保证疗效的前提下，使用最小有效剂量，最短有效疗程。

（9）能外用尽可能外用，能口服的尽可能不静脉使用。

除此以外，用药的时机也很重要。前文提到，不同妊娠时期对药物反应有所不同，尤其在妊娠早期，药物对胚胎的影响会更大，因此在妊娠早期用药更需要谨慎。哺乳期用药的时机也有讲究，最佳用药时机为哺乳结束后立刻服用，或宝宝长睡眠之前服用，尽可能长的间隔时间可以让更多药物代谢或排泄掉，到下次哺乳时血药浓度会更低，相应的乳汁中药物的浓度也会相应下降，把用药的影响降到最低。如果使用了哺乳期禁用的药物，一般认为停用药物后需要经过 5 个半衰期后才可恢复哺乳，因为药物经过5个半衰期，可在体内清除95%以上；但有些药物代谢方式不同，具体恢复母乳喂养的时间需咨询专科医师。

二、妊娠及哺乳期用药指导

世界卫生组织调查显示约86%的妊娠及哺乳期妇女接受过药物治疗，每位妊娠及哺乳期女性接受2～9种处方药。前面提到，大多数药物可通过胎盘或乳汁传递至胎儿和婴儿体内，若用药不科学，有可能直接危害胎儿和婴儿的健康，因此，提前了解相关药物的安全信息至关重要。对此，我们整理了临床上妊娠及哺乳期妇女常见的疾病，并针对每种常见疾病的安全用药选择进行介绍，希望为妊娠及哺乳期妇女的安全用药提供一定的指导作用。

1.感冒　普通感冒由病毒感染引起，属于自限性疾病，一般不需要用药。感冒期间出现的相关症状如果特别严重，影响到正常生活，需使用药物对症治疗，适当选用单一成分的药物，而非复合制剂。日常生活中使用的感冒药，如对乙酰氨基酚（日夜百服宁、泰诺）、复方盐酸伪麻黄碱缓释胶囊（康泰克）、氨酚伪麻类酚唑Ⅱ/氨麻苯美唑（白加黑）等，因为这些药中大多都含有抗过敏药物（扑尔敏）和伪麻黄碱，对母乳喂养存在潜在风险，故不宜使用。

感冒可出现发热、头痛、肌肉疼痛等全身症状，布洛芬或对乙酰氨基酚在哺乳期使用都是安全的，且可互为替代药物。在安全的治疗剂量内，均没有明确关于哺乳期用药不良反应的报道。值得注意的是，有哮喘家族史的应避免使用对乙酰氨基酚，优先选择布洛芬。

感冒所引起的鼻塞症状，通常会使用含伪麻黄碱的复方制剂。伪麻黄碱是一种β_2肾上腺素受体激动药，伪麻黄碱有不同的剂型，哺乳期L分级也有所不同，其中短效的为L3，半衰期约为5.5h，长效的则为L4，半衰期可达10h以上。本品可以分泌到乳汁中，但RID为4.7%，乳汁中的量很少，基本对受乳婴儿没有太大影响，偶有受乳婴儿出现烦躁不安的报道。然而伪麻黄碱可减少母亲的奶量，且泌乳量少的母亲则更加敏感，因此该药需谨慎使用。

感冒引起的咳嗽症状原因很多，寻找病因是关键，若需使用药物时请遵照医师的指导。咳嗽对症治疗可考虑使用右美沙芬。右美沙芬为中枢性镇咳药，主要抑制延髓的咳嗽中枢而发挥作用。

妊娠期FDA分级为C。妊娠前3个月内避免使用。另外避免使用含乙醇的制剂，因为乙醇可能对胎儿有害。

右美沙芬哺乳期用药为L3。不同剂型的半衰期不同，一般是2～4h，缓释混悬液则为5h。右美沙芬的 RID 为 0.07%，没有数据表明该药可转运至人乳中。应考虑用药对哺乳妈妈的益处及其他可替代治疗决定是否使用。

2.过敏　是一种常见的疾病，患者对过敏源发生的超敏反应，可以有多种临床表现，常见的如皮疹、皮肤瘙痒、发热、流鼻涕、呼吸困难等。

过敏常用抗组胺类药物进行治疗，第一代抗组胺药物由于其无差别抑制 H_1 及 H_2 受体，增加了患者用药后的疲乏、嗜睡等症状。第二代抗组胺药物由于其高选择性抑制 H_2 受体，避免了第一代抗组胺药物的副作用，同时能起到抗过敏的作用。常用的第二代抗组胺药有氯雷他定、西替利嗪（表6-1）。

氯雷他定和西替利嗪妊娠期FDA分级均为B级。有临床数据表明，两者妊娠期使用既不导致畸形，也没有胎儿毒性。确有用药指征时，需在医师指导下使用。氯苯那敏妊娠期分级为B级，动物研究及人体观察数据的结论不一致。有研究显示，妊娠期给药会导致胚胎损伤，出生后的存活率下降。另外有研究显示，其与胎儿先天异常如腹股沟疝及视力、听力异常轻度相关。苯海拉明妊娠期分级为B级，但研究表明，妊娠期使用有增加婴儿腭裂、腹股沟疝和泌尿生殖器官畸形发生的风险。

氯苯那敏、苯海拉明属于第一代抗组胺药，由于较弱的受体选择性、镇静及抗胆碱作用，理论上孕妇使用对胎儿的潜在影响更大，一般不建议使用；哺乳期确有用药指征时，优先选择安全性更高的第二代抗组胺药如氯雷他定（L1）或西替利嗪（L2）。

表6-1　哺乳期抗组胺药用药指导

	氯雷他定	西替利嗪	氯苯那敏	苯海拉明
L分级	L1	L2	L3	L2
半衰期	1.3h	8h	12～43h	4.3h
RID	0.77%～1.99%			
替代药物	西替利嗪	氯雷他定	氯雷他定/西替利嗪	氯雷他定/西替利嗪
注意事项	哺乳期开始之前给药，因其可暂时降低母体血清催乳素水平	使用过程注意其镇静作用	观察镇静作用；可能会影响乳汁口味而导致宝宝拒奶；且用药后可能导致婴儿出现嗜睡和易激惹	注意观察镇静作用；可能会影响乳汁口味而导致宝宝拒奶

3.腹泻　引起腹泻的原因很多，寻找病因是关键，注意严重腹泻导致的水电解质失衡。腹泻分感染性和非感染性，感染性根据不同的病原体治疗上也有不同。腹泻的用药难以一一覆盖，以下只针对一些常用药物进行讲述，具体能不能用，用什么药得在专科医师指导下合理使用，以免产生不良影响。

（1）蒙脱石散：通过吸附消化道内的病毒、病菌及其产生的毒素，以及覆盖消化道黏膜，从而实现对消化道黏膜的保护作用，达到止泻的效果。由于该药物仅在胃肠道起作用，很少进入血液，也很少进入乳汁，在妊娠期及哺乳期使用是安全的，但需要在专科医师的指导下使用，而且过量使用可能引起便秘。

（2）黄连素（小檗碱）：是一种重要的生物碱，从黄连、黄柏、三颗针等植物中提取。研究表明，黄连素在妊娠期使用是不安全的，因为其可以透过胎盘屏障，对胎儿造成损害。接触过黄连素的新生儿可能出现核黄疸。哺乳期使用也不推荐。虽然黄连素分子量较大，口服吸收差，但其成分仍可能进入乳汁，对婴儿产生影响。另外黄连素在药物分类上属于非甾体抗炎药，对于溶血性贫血、G6PD 酶缺乏症或合并新生儿黄疸的早产儿，哺乳妈妈应该避免使用。

（3）益生菌：可用于治疗与菌群失调相关的腹泻，通过抑制肠道有害菌群的生长，恢复肠道菌群的平衡，同时增强肠道屏障作用，减少有害物质的吸收。常用的有双歧杆菌活菌、双歧杆菌三/四联活菌制剂、枯草杆菌活菌制剂等。益生菌妊娠期及哺乳期使用的安全性缺乏相关资料。但从作用机制上看，这些益生菌皆为健康人肠道正常菌群，其定植于肠道，不进入血液循环，理论上不会对胎儿及母乳喂养产生危害，为此妊娠期及哺乳期适当使用是安全的。

（4）易蒙停（盐酸洛哌丁胺），属于胆碱能拮抗剂，通过抑制肠蠕动起到止泻作用，仅为对症治疗，在确定病因后，应进行特定治疗。妊娠期 FDA 分级为 C 级。动物数据未见明确的致畸作用，但缺少孕妇进行的对照研究数据。

易蒙停哺乳期用药为 L2。半衰期为 10.8h，RID 则为 0.03%。虽然无致畸作用和胚胎毒性的依据，但洛哌丁胺可少量进入乳汁，宜选用其他影响更小的药物，如蒙脱石散等只作用在肠道的药物。

（5）口服补液盐：用于治疗因腹泻引起的水、电解质失衡。妊娠期及哺乳期使用是安全的，但应在医师指导下使用。

4.便秘　便秘的原因很多，尤其对于慢性便秘更需要寻找病因，进行针对性治疗。在此仅介绍一些常用的对症促进排便的药物。

（1）乳果糖：一种治疗便秘的渗透性泻药，其成分基本不被肠道吸收，更不会进入乳汁。妊娠期 FDA 分级为 B 级。哺乳期用药为 L3。妊娠期及哺乳期在医师指导下使用是安全的。

（2）聚乙二醇：一种治疗便秘的高分子聚合物，通过增加局部渗透压，使水分积聚在胃肠道中，软化大便。虽然与乳果糖治疗便秘的原理不同，但该药物同样不经肠道吸收。妊娠期FDA分级为C级，缺少相关数据支持其妊娠期用药的安全性。哺乳期用药为L3。哺乳期在医师指导下使用是安全的。

（3）开塞露：常用于塞肛，通过刺激结直肠蠕动及起到润滑的作用，有利于大便排出。开塞露主要成分是甘油，通常不经过肠道吸收。妊娠期FDA分级为C级，缺少相关数据支持其妊娠期用药的安全性。妊娠晚期使用时需在医师指导下使用，避免因使用不当诱发宫缩，甚至导致早产。哺乳期用药为L3，在医师指导下使用是安全的。

5.感染　妊娠期、哺乳期和其他时期一样，暴露在外界环境中，各个器官、系统均有可能受到病原微生物的影响，从而出现感染性疾病抗感染类药物种类较多，各类药物用药指导见表6-2～表6-5。

妊娠期出现的炎症，有些情况下可通过机体自身的免疫力而痊愈，但病情加重或病情反复时而不得不使用药物抗感染治疗。抗生素首选青霉素类或头孢菌素类或大环内酯类药物。

哺乳期因乳汁淤积继发感染导致乳腺炎以及乳腺脓肿是否需抗感染治疗，缺乏高级别的循证医学依据。2000年WHO出版的《MASTITIS》提到哺乳期乳腺炎使用抗生素的指征。哺乳期乳腺炎抗生素的选择由于其特殊性，起始阶段经验性使用哺乳期安全的或影响尽可能小的药物。其中青霉素类、头孢菌素类抗生素是最常用的药物。

表6-2　哺乳期抗感染药物用药指导1

	青霉素	阿莫西林	阿莫西林克拉维酸钾
FDA分级	B	B	B
L分级	L1	L1	L1
半衰期	1～2h	1.7h	1.7h/1h
RID		1%	0.9%
备注		少于0.95%的母体剂量进入乳汁	

已经上市很久的头孢菌素类抗生素，在没有药物过敏的情况下妊娠期及哺乳期用药基本都是安全的。而头孢洛林酯，由于上市时间相对较短，目前临床缺乏药物相关的安全性数据，为此FDA分级可归为C级，哺乳期用药为L3级。

表6-3 哺乳期抗感染药物用药指导2

	头孢唑林	头孢呋辛钠	头孢丙烯	头孢曲松钠	头孢洛林酯
FDA分级	B	B	B	B	C
L分级	L1	L2	L1	L1	L3
半衰期	1.5～2.5h	1～2h	1.3h	7.3h	1.6～2.66h
RID	0.8%	0.6%～2%	3.7%	4.1%～4.2%	
备注	可少量转运至乳汁	可少量转运至乳汁	可少量转运至乳汁	不常规用于新生儿以防高胆红素血症进一步恶化	抗菌谱包括了MRSA

对青霉素或头孢类抗生素过敏的，可使用大环内酯类药物如克拉霉素、阿奇霉素或克林霉素。

表6-4 哺乳期抗感染药物用药指导3

	红霉素	克拉霉素	阿奇霉素	克林霉素
FDA分级	B	C	B	B
L分级	L3	L1	L2	L2
半衰期	1.5～2h	5～7h	48～68h	2.4h
RID	1.4%～1.7%	2.1%	5.9%	0.9%～1.8%
备注	幽门狭窄与通过母乳暴露有关	动物研究提示，妊娠期使用会增加流产、胎儿畸形的风险	经母乳喂养暴露于阿奇霉素的不良反应发生率尚未统计	有1例假膜性结肠炎的报道

对于细菌培养致病菌为MRSA的，则可能需要使用万古霉素。该药妊娠期FDA分级为B/C级。目前尚无妊娠期用药所致流产或胎儿出生缺陷的依据，但依然需要评估当利大于弊的情况下方可在孕期使用。哺乳期用药为L1，分子量为1499，半衰期5～11h，RID为6.7%，理论上分泌到乳汁的含量极低，确实需要使用的情况下请在专科医师指导下用药。

有些抗生素在妊娠期及哺乳期是不建议使用的，例如喹诺酮类、四环素类、氨基糖苷类等。妊娠期尽量避免使用卡那霉素、链霉素，可引起先天性耳聋。喹诺酮类妊娠期禁用，可对骨骼、软组织和软骨产生影响。四环素类也不应在妊娠期使用，可引起胎儿骨骼发育迟缓。

表6-5　哺乳期抗感染药物用药指导4

	环丙沙星	左氧氟沙星	莫西沙星	四环素	链霉素
FDA分级	C	C	C	D	D
L分级	L3	L2	L3	L3	L3
半衰期	4.1h	6～8h	9～16h	6～12h	2.6h
RID	0.44%～6.34%	10.5%～17.2%		0.6%	0.3%～0.6%
替代药物	阿莫西林、头孢类抗生素	阿莫西林、头孢类抗生素	阿莫西林、头孢类抗生素	阿莫西林、头孢类抗生素	阿莫西林、头孢类抗生素
备注	有假膜性结肠炎的临床报道	过高的RID，如果有替代方案存在时不建议用于哺乳期患者	动物实验显示有较大量的药物通过乳汁	可少量通过乳汁分泌，长时间使用诱发四环素牙	由于其耳毒性、肾毒性，不作为临床首选

除了上述全身性使用的抗生素，还可能因乳房或其他部位局部感染使用到外用的抗生素。最常用的是莫匹罗星软膏，由于是外用，哺乳期用药为 B 级，妊娠期用药为 L1，总体来说，不管在妊娠期还是哺乳期，外用都是很安全的，但使用时需要注意用药适应证。

感染性疾病，除了细菌感染外，还可能有病毒感染或真菌感染，则分别需要针对病原体进行抗病毒治疗和抗真菌治疗。

疱疹病毒感染可使用阿昔洛韦治疗，而流感病毒感染则需使用奥司他韦（表6-6）。

对于已确诊的真菌感染，在专科医师指导下进行治疗。抗真菌治疗包括局部治疗和全身性用药（表6-7）。

表6-6　哺乳期抗病毒药物用药指导

	阿昔洛韦	奥司他韦
FDA分级	B	C
L分级	L2	L2
半衰期	2.4h	6～10h
RID	1.09%～1.53%	0.47%
替代药物	伐昔洛韦	
备注	局部用药是安全的，但如果外涂乳头区域则需注意清洁；口服用药暂未见相关的不良反应报道	应在权衡利弊下使用

表6-7　哺乳期抗真菌药物用药指导

	咪康唑	克霉唑	氟康唑	两性霉素B
FDA分级	C	B	C/D	B
L分级	L2	L2	L2	L3
半衰期	20～25h	3.5～5h	30h	15d
RID			16.4%～21.5%	
用法	静脉用药、局部外用、阴道用药	口服的锭剂、局部乳膏、阴道用药	口服、静脉用药	静脉用药
备注	局部或阴道用药吸收有限	尚无乳汁转运的相关数据；但局部用药是安全的	妊娠早期用药增加明显先天性畸形的风险	毒性大，不良反应多；但该药分子量大，且蛋白结合率高，经乳汁分泌的量非常有限

　　妊娠及哺乳期用药需谨慎，但不代表绝对不能用药，有些情况及时用药才能将疾病对妈妈和胎儿或婴儿的影响降到最低。通过了解安全用药分级，学习常见疾病辅助用药的知识，以做到合理用药，避免拖延导致病情加重，为妊娠及哺乳期妇女、胎儿和婴儿的健康保驾护航。

（龙天柱）

参考文献

［1］王伟东，洪坚平．微生物学．北京：中国农业大学出版，2015：15.

［2］Anderson P，Sauberan J．Modeling drug passage into human milk．Clinical Pharmacology and Therapeutics，2016，100（1）：42-52.

［3］Anderson P O，Manoguerra A S，Verónica Valdés．A review of adverse reactions in infants from medications in breastmilk．Clinical Pediatrics，2016，55（3）：236-244.

［4］Berens P，Eglash A，Malloy M，et al．ABM clinical protocol #26：persistent pain with breastfeeding．Breastfeeding Medicine，2016，11（2）：46-53.

［5］Bowyer L，Robinson H L，Barrett H，et al．SOMANZ guidelines for the investigation and management sepsis in pregnancy．Australian and New Zealand Journal of Obstetrics and Gynaecology，2017.

［6］Chambers C，Bertrand K．W3：drugs in breastmilk：addition of a human breast milk repository sample collection and associated data appended to a set of US/canadian pregnancy registries．Birth Defects Research，2018（9）：110.

［7］Hawcutt D B，Nicki mgayne Russell，Maqsood H，et al．Spontaneous adverse drug reaction reports for neonates and infants in the UK 2001-2010：content and utility analysis．British Journal of Clinical Pharmacology，2016，82（6）：1601-1612.

［8］Luo J，Long T，Cai Y，et al．Abscess drainage with or without antibiotics in lactational breast abscess：study protocol for a randomized controlled trial．Infect Drug Resist，2020 Jan 21;13：183-190.

［9］Mitchell K B，Johnson H M，Juan Miguel．et al．Academy of breastfeeding medicine clinical protocol #36：the mastitis spectrum，revised 2022．Breastfeeding medicine：the official journal of the Academy of Breastfeeding Medicine，2022，17（5）：360-376.

［10］Sofia，Colaceci，Angela，et al．The difficulties in antihypertensive drug prescription during lactation：is the information consistent．Breastfeeding Medicine：the Official Journal of the Academy of Breastfeeding Medicine，2015，10（10）：468-473.